柳氏家传方及其应用

——栖邑济生堂治验录

柳少逸　编著

全国百佳图书出版单位
中国中医药出版社
·北　京·

图书在版编目（CIP）数据

柳氏家传方及其应用：栖邑济生堂治验录／柳少逸
编著．—北京：中国中医药出版社，2023.9
ISBN 978 – 7 – 5132 – 8289 – 5

Ⅰ.①柳…　Ⅱ.①柳…　Ⅲ.①方书—汇编—中国
Ⅳ.①R289.3

中国国家版本馆 CIP 数据核字（2023）第 126519 号

中国中医药出版社出版

北京经济技术开发区科创十三街 31 号院二区 8 号楼
邮政编码　100176
传真　010 – 64405721
万卷书坊印刷（天津）有限公司印刷
各地新华书店经销

开本 880 × 1230　1/32　印张 9.5　字数 178 千字
2023 年 9 月第 1 版　2023 年 9 月第 1 次印刷
书号　ISBN 978 – 7 – 5132 – 8289 – 5

定价　49.00 元
网址　www.cptcm.com

服 务 热 线　010 – 64405510
购 书 热 线　010 – 89535836
维 权 打 假　010 – 64405753

微信服务号　zgzyycbs
微商城网址　https：//kdt.im/LIdUGr
官 方 微 博　http：//e.weibo.com/cptcm
天猫旗舰店网址　https://zgzyycbs.tmall.com

序

　　胶东柳氏医学流派是由创始人家父吉忱公及其弟子几代人，经过近200年的辛勤耕耘，深究博采，传庚接续，不断地总结完善发展起来的。以"三观""四论""两法"为指导思想。以天人相应、崇尚经典、内外并治、针药兼施、方证立论为学术特点。以取法乎上，筑基国学；以道统术，谙熟经典；天人相应，形与神俱；古今贯通，中西兼容；全面诊查，四诊合参；三"辨"合一，治病求本；谨守病机，各司其属；杂合以治，四"方"交融，八大亮色为流派特征。以其创建的中国象数医学体系、内伤性疾病病机四论体系、太极思维临床辨证论治体系、柳氏方证立论法式和中医复健医学体系（医经学派针术、医经学派灸术、医经学派推拿术、广意派小儿推拿术、脑瘫病中医治疗康复技术等）为学术架构的一个中医学学术派别，简称"柳氏医学""柳氏学派"或"柳氏医派"。该学派发源于栖霞，形成于莱阳，立足于胶东，传播于山东，辐射至全国。

　　家父吉忱公（1909－1995），名毓庆，号济生，以字行，山东栖霞人。6岁入本族私塾，民国入高小、中学，接受现代教育，19岁毕业于烟台育才中学。其后，因患类风湿关节炎，幸得同邑晚清贡生、儒医李兰逊先生诊治而愈，遂拜李兰逊先生为师，尽得其传。

李兰逊，山东栖霞人，晚清贡生，后弃仕从医，承祖业"栖邑济生堂"之术，曾悬壶于京。吉忱公所患类风湿关节炎，幸得兰逊公诊治，用药仅20余剂，内服兼外熨，而病臻瘥可。诊治间，谈经说史，评论世事，吉忱公深得兰逊公赏识。兰逊公进言吉忱公习医，曰："儒之从政，医之行道，皆以救世济人为其责任者也。昔范文正公作诸生时，辄以天下为己任，尝曰：'异日不为良相，便为良医。'盖以医与相，迹虽殊，而济人利物之心则一也。社会动乱，尔当业医，以济世活人。"吉忱公欣然应之。从而成为李氏晚年的入室弟子，并赐号"济生"，济世活人之谓也。

兰逊公精通经史，熟谙岐黄之学，兼通律吕诸子百家，其于医学，深究博览，采精撷华，独探奥蕴，卓然自成一家。其立法谨严，通达权变，常出奇有制之师，应无穷之变。在随师期间，吉忱公见先生用"阳和汤"治疗多种疾病，弗明不解，请师释迷，问曰："昔日弟子患痹，师何以阳和汤愈之？"李公曰："王洪绪《外科全生集》用治鹤膝风，列为阳和汤主治之首，君疾已愈，当晓然于心，王氏非臆测附会之语也。"又问："某君腰疾，师诊为痛痹，不予乌头汤，而以阳和汤愈之，恭听师言。"李公曰："景岳尝云：'此乃血气受寒则凝而留聚，聚则为痹，是为痛痹，此阴邪也……诸痹者皆在阴分；亦总由真阴衰弱，精血亏损，故三气得以乘之。经曰邪入于阴则痹，正谓此也。是以治痹之法，最宜峻补真阴，使气血流行，则寒随去，若过用风湿痰滞等药，再伤阴分，反增其病矣。'故今用治痹，非出臆造也。"

家父在先生指导下，首先阅读了《黄帝内经》（以下简称《内经》）《难经》《伤寒论》《金匮要略》及《神农本草经》等经典著作，并选读了一些名家注释，同时熟诵了后世本草、药性诸书。其后又学习了《千金要方》《外台秘要》《景岳全书》《温热经纬》《温病条辨》等诸家之学。先生以"读书者，尚能细心研读自有深造逢源之妙"启迪，并予晚年辑生平所治验案若干卷托付于家父。吉忱公循以治病，直如高屋建瓴，节节既得，所当无不奏效，从而尽得"栖邑济生堂"之术。李兰逊公精于经典，善用经方的治学思想对柳氏医学流派崇尚经典、贯通百家的学术特点有着深深的影响。

1930年春，家父曾考入天津尉稼谦国医班学习3年。1935～1938年就读于上海恽铁樵国医班，因受恽氏学术思想影响，家父临证师古不泥古，参西不悖中。在辨病与辨证、中西医结合治疗多种疾病中，取得可喜成果。"七七"事变后，日军侵入胶东，吉忱公于1941年参加抗日工作，曾化名"罗林"，在栖霞、蓬莱、福山等地，以教师身份为掩护开展抗日活动。其间曾开设"济生堂大药房"，以医药为掩护，从事地下革命工作。中华人民共和国成立后，家父曾先后任栖东县立医院、栖霞县医院业务院长，莱阳专区中医门诊部主任，烟台市莱阳中心医院中医科主任等职。自1955年起家父历任山东省中医学会理事、烟台市中医药学会副理事长、莱阳市政协常委。吉忱公学贯《内经》《难经》《本草》、仲景诸经之旨及唐宋以后方书，临证澄心用意，穷幽造微，审证候之深浅，明药性之紧缓，制方有据，每收效于预期。诊务之暇，勤于笔耕，著述颇丰，今有《柳吉忱中医四部经典讲稿》《柳吉忱诊籍纂论》等医著付梓，尚有十余部医著待版。

吉忱公就是在继承先生兰逊公临证经验的基础上，形成了自己的学术特色，并贯穿于临床实践中。早在 20 世纪 40 年代，就因成功抢救一名麻疹抽风厥亡、准备埋葬的患儿而医名大振，人称"神医"。因此，当落实党的中医政策时，莱阳地区专员公署慧眼识才，委任吉忱公负责胶东地区的中医进修班工作。自 1955 年起，吉忱公先后主办了 7 期中医进修班，并亲自讲授《内经》《伤寒论》《金匮要略》《神农本草经》、温病学和医学史等课程，为半岛地区培养了大批中医骨干。学员结业后，一部分成为创办山东中医药学校教师队伍的最早班底，一部分成为组建胶东地、县级医院的骨干中医师。1960 年家父又受聘于山东省中医药学校讲授温病学。20 世纪 60～70 年代又教子课徒十余人。吉忱公以其从医及教学的切身经历，探求培养中医人才的模式，故山东诸多名医出自其门下。1987 年家父又创办了山东扁鹊国医学校，开启了中华人民共和国成立后民办中医教育之先河，被誉为第二代中医院校的开拓者。正是在长期的临床带教、举办中医进修班、课徒授业、创办学校教育等工作中，其学术思想和临床经验，通过学生和徒弟们的刻苦学习、辛勤实践和大量传播，逐渐形成为一个重要的学术流派——胶东柳氏医学流派，吉忱公也被尊为学派创始人。

明·宋濂尚云："古之医师，必通三世之书。所谓三世者，一曰《针灸》，二曰《神农本草经》，三曰《素女脉诀》。《脉诀》所以察证，《本草》所以辨药，《针灸》所以祛疾，非三者不可以言医。"故当余从父习医时，家父课徒先从中医典籍起，强调必须打下一个坚实的理论基础方可言医。并以"理必《内经》，法必仲景，药必《本经》"为训，余亦一头扎进书堆里。一部《伤寒论》，书中三百九十七条，一百一十三方，每日必背诵一遍，从不间断。继而背诵《内经知要》《金匮要略》《难经》的重点条文，而《本草经》《脉经》《温病条辨》《时病论》亦要熟读能详。就一部《伤寒论》而言，是在余背诵如流后，方授课说难。递次讲授成无己《注解伤寒论》、柯琴《伤寒来苏集》、尤在泾《伤寒贯珠集》及恽铁樵《伤寒论辑义按》，让余从《伤寒论》六经辨证说理间，潜移默化的感悟其辨证论治大法和方证立论法式的应用，家父称之为"神读"。意在应用经方时，能深究博览，独探奥蕴。其后，在余研读汉以降历代医籍时，要求"凡书理有未彻者，须昼夜追思，方可有悟"。并告云此即"心悟"也。并谓"元·王好古'盖医之为道，所以续斯人之命，而与天地生生之德，不可一朝泯也'；明·龚信'至重唯人命，最难却是医'，乃历代医家必守之训"。故余在随父习医时，庭训多在旁征博引说理间。从而造就了余"至重惟人命，最难却是医"之立品；"学所以为道，文所以为理"之学风。

2020 年"柳氏广意派小儿推拿中医药特色技术",被山东省卫生健康委员会纳入"齐鲁医派中医学术流派传承名单",而烟台市卫生健康委员会将"推动胶东柳氏医学流派创新发展"及"深入挖掘并整理推广柳氏广意派小儿推拿中医药特色技术"纳入"2020 年全市卫生健康工作要点"。2021 年"柳氏广意小儿推拿合柳氏膏滋方治疗脑瘫技术"入选山东省中医药特色优势技术库,同年"胶东柳氏医学流派学术思想及其传承方式研究"纳入"2021 年度山东省中医药科技项目立项名单"。2022 年 3 月 31 日,"胶东柳氏医学流派传承工作室"被山东省卫健委确定为齐鲁医派中医学术流派传承项目。由此可见,当前中医药的传承和发展,已经上升到国家和各级政府的工作层面。于是整理吉忱公医著和医疗经验,以及胶东柳氏医派的研究,成为其门人的一项重要工作。《柳吉忱中医四部经典讲稿》《柳吉忱诊籍纂论》,已经由中国中医药出版社出版付梓,而《柳吉忱医学全书》中其他书稿的整理也在进行中。

家父吉忱公受业于儒医李兰逊先生,蒙师牟永昌公受业其父儒医牟熙光先生。故中华人民共和国成立前吉忱公以"栖邑济生堂"名号,牟永昌公以"栖邑丰裕堂"名号业医。余曾请益家父吉忱公:"堂号前冠以"栖邑"二字为何?"答曰:"悬壶或于外地、或于栖霞,均示医者乃栖霞县邑之籍也。"由此可见柳氏医学流派之所以起源于胶东栖霞,盖因其融纳了"栖邑济生堂""栖邑丰裕堂"之术。而如何传承这两支老字号国医堂之医术，是余近年来思考的一个课题。于是将家父吉忱公、学师牟永昌公运用其独门医术之用方及其治验录进行整理，并按语之，从而有了《柳少逸家传栖邑济生堂治验录》《柳少逸师承栖邑丰裕堂治验录》的开篇。

近期，《柳氏家传方及其应用——栖邑济生堂治验录》完稿，余将独门之医术良方及验案公之于世，传其方，彰其术，此即"而与天地生生之德，不可一朝泯也"之谓也。并以此书之付梓，以寄对家父吉忱公的无限思念。

是为序。

柳少逸

2022 年 7 月 10 日于三余书屋

目 录

一、时病

1. 葱豉百花汤

方由葱白、淡豆豉、防风、桔梗、杏仁、陈皮、炙紫菀、炙百部、炙冬花组成。以其辛温解表、开泄肺郁之功，而成春温之治。

验案

迟某，女，41 岁，初中教师。1974 年 2 月 16 日初诊。

患者素体尚健康。去年冬季，因学生统考，日间疲于辅导学生，寒夜忙于批改作业，遂感倦怠日渐。春节前"忙年"，疲劳甚。3 日前感寒而发热恶寒，遂头痛，身痛，无汗，口渴，咳嗽，舌苔浮白，脉弦微紧。

证属冬受微寒，伏于肌肤，来春复感外寒，触动伏气而发春温。宜辛温解表之法。予葱豉百花汤化裁。

处方：防风 6g，桔梗 6g，炒杏仁 6g，陈皮 6g，淡豆豉 12g，葱白 12g，炙紫菀 10g，炙百部 10g，炙冬花 10g。水煎服。

2月20日，服药1剂，微汗出，遂发热恶寒、头痛身痛缓。续服2剂，发热恶寒、头身痛悉除，咳嗽微作，仍宗原意，续服3剂。

2月23日，续服3剂，诸症悉除。

按语：《素问·生气通天论》云："冬伤于寒，春必温病。"意谓冬天感受寒气，到了春天易发作温病。去岁，1973年，癸丑年，终之气主客气均为太阳寒水，又于冬夜劳作，故感寒较重，因其体尚健康，而寒邪伏于肌肤未发病。《素问·金匮真言论》云："夫精者，身之本也，故藏于精者，春不病温。"意谓精气是人体生命活动的根本，能顾护住精气者，春天就不至于发生温热病。反之，则如清·雷丰《时病论》所云："因冬不藏精，春必病温是也。"本患者于冬季"日间疲于辅导学生，寒夜忙于批改作业"，此即雷丰所称的"冬令劳苦动作"之人，耗神伤精，故成"冬不藏精"之人。故雷丰有"此即古人所谓最虚之处，便是容邪之处"之记。此案患者既属"冬伤于寒"之案，又属"冬不藏精"之例。故于1974年2月13日，春感微寒亦必发春温。雷丰在《时病论·冬伤于寒春必病温大意》中云："风温、春温发于大寒至惊蛰，温病、温毒发于春分至立夏。"其由，盖因"大寒至惊蛰，乃厥阴风木司权，风邪触之，发为风温；初春尚有余寒，寒邪触之发为春温。春分至立夏，少阴君火司令，阳气正升之时，伏气自内而出，发为温病、温毒；晚发仍是温病，不过较诸温晚发一节也。"要言"以上五证，总在乎夏至之先"，即"冬伤于寒，春必温病"之五证也。其理源自《素问·热论》，"凡病伤寒而成温者，先夏至日者为病温，后夏至日者为病暑"之谓也。而本案患者发于2月13日，乃立春前19日，为大寒之后，惊蛰之前，感癸丑冬之余寒而发春温。故吉忱公宗先贤雷丰"辛温解表法"，其治以防风、桔梗，祛其在表之寒邪；杏仁、陈皮开其上中之气分；淡豆豉、葱白，即葱豉汤，乃《肘后方》之良方，用其代麻黄通治寒伤于表，表邪得解，即有伏邪，亦冀其随解耳。因其兼咳嗽，故吉忱公合入紫菀百花汤（紫菀、百部、款冬花），以三药皆辛温，入肺经气分，兼入血分，开泄肺郁而止咳。于是，辨证精慎，方对药效，而收卓效。

2. 藿薷葱豉汤

方由藿香、香薷、桔梗、制杏仁、陈皮、淡豆豉、葱白组成。以其辛温解表、芳香化浊、清肃肺气之功，而成伤暑之治。

验案

梁某，男，72岁，干部。1978年7月26日初诊。

患者年迈体虚，自入伏以来，天气炎热，汗水遍身，遂风扇纳凉不停。于昨日始感头痛，恶寒，肢体拘挛，关节痛，心烦，身大热，而无汗，微咳，舌淡红，苔白，脉浮弦有力。

证属纳凉伤暑之候。治宜辛温解表之法。予藿薷葱豉汤化裁。

处方：香薷 15g，藿香 15g，桔梗 10g，制杏仁 10g，陈皮 10g，淡豆豉 10g，葱白 10g。水煎服。

7月29日，首剂头服，即汗出，而头痛、身痛、发热、心烦诸候得缓。3剂服后，诸症若失，嘱其避风扇直吹。予以桔梗 6g，淡豆豉 6g，葱白 6g，生甘草 3g。续服 3剂，以善其后。

按语：《素问·热论》云："凡病伤寒而成温者，先夏至日者为病温，后夏至日者为病暑，暑当与汗皆出，勿止。"《素问·刺志论》云："气虚身热，得之伤暑。"此患者年迈体弱，居室纳凉，风扇劲吹，此即静而得之为"伤阴暑"也。故以辛温解表除暑之法。方用雷丰之加味葱豉汤治之，因非风寒而致，故去防风而以香薷、藿香代之。香薷辛温芳香，既能发表散寒，又能和脾化湿，宣外和内，发越阳气，凡夏令受凉，阳气为阴邪所遏，见恶寒发热，头痛胸闷，腹痛吐泻而无汗者常用之药，故誉为夏令"阴暑"之良药；藿香具芳香化湿之功，而为暑令常用之药，因其辛散发表而不峻烈，微温化湿而不燥热，被历代医家誉为散暑湿表邪，醒脾开胃，和中止呕之要药。吉忱公谓"二药之效，即'轻可去实'之谓也"。方佐之桔梗开提肺气，宣胸快膈；陈皮，味辛苦而性温，气芳香入脾肺，开上中焦治气分；杏仁，苦微温，清肃肺气，共为外邪犯肺致咳之用药。葱白、豆豉，乃《肘后方》之葱豉汤，方药平和，虽辛温而不燥烈，无伤津之弊，深为历代医家所重。费伯雄有"本方解表通阳，最为妥善，勿以其轻而忽之"之论。故雷丰《时病论》中第一方——辛温解表法，即由此方加味而成，吉忱公名之曰"藿薷葱豉汤"。

吉忱公谓："疗暑病，当细读《时病论》'夏伤于暑大意'一节。"不可率意均以"藿香正气散（丸）"治之，雷丰云："夏伤于暑者，谓季夏、小暑、大暑之令，伤于暑也。其时天暑地热，人在其中，感之皆称暑病。夫暑邪袭人，有伤暑、冒暑、中暑之分，且有暑风、暑温、暑咳、暑瘵之异。伤暑者，静而得之为伤阴暑；动而得之为伤阳暑。"本案患者居室纳凉而发，故属"伤阴暑"之证也。于是理明、法符、方对、药准，而收效于预期。诚如清·张山雷《论方案》所云："病者本有一定之病理，识理毕真，认证确药，自然敢下断语，案无遁情，则所立之方，也必配合停匀，有条不紊，而后药能中病。"

3. 清营捍疟汤

方由连翘、淡竹叶、扁豆衣、青蒿、木贼、黄芩、青皮、西瓜翠衣组成。以其清营除热、解暑祛疟之功，而成痎疟之治。

验案

倪某，男，38岁，农民。1948年9月5日初诊。

患者于七月大暑前两日上午在田间劳作，烈日炎炎，劳累烦热，遂去地头树荫下纳凉，倚树歇息，遂入睡。倏尔一阵风吹，寒栗而醒，遂感全身不适，随后返村回家休息。昨日上午去临县高疃"赶集"，回家时已近中午，口渴引饮，即汲井水暴饮。餐后于"过道"纳凉午休，午休后遂感恶寒壮热，休作有时，复感口渴引饮，着衣则烦热，去衣则寒凛。查舌淡，苔白，脉来弦象。

证属长夏纳凉，感受阴暑，暑汗未出，邪伏于内，入秋饮冷纳凉而发。予清营捍疟汤化裁。

处方：连翘12g，淡竹叶10g，扁豆衣15g，青蒿10g，木贼10g，黄芩10g，青皮12g，西瓜翠衣1片为引。水煎服。

首剂初服，即微汗出，余症亦悉减。继服5剂，则恶寒壮热偶发。续服5剂，病臻痊愈。

按语：《素问·生气通天论》云："夏伤于暑，秋为痎疟。"意谓夏天感受暑气，到了秋天，每生疟疾。痎疟，乃各种疟疾的总称。究其病因《素问·疟论》有"疟气随经络沉以内薄，故卫气应乃作"之论。对此，雷丰在《时病论·夏伤于暑秋必疟大意》一节中对痎疟之病因病机，则有评论："经云'夏伤于暑，秋必痎疟'。谓夏令伤于暑邪，甚者即患暑病，微者则舍于营，复感秋气凉风，与卫并居，则暑与风凉合邪，遂成痎疟矣。景岳云：'痎者，皆也，总疟之称也；疟者，虐也，凌虐之义也。'疟之为病，非止一端，当分析而治之。考古有暑疟、风疟、寒疟、湿疟、温疟、瘴疟、瘅疟、牝疟、痰疟、食疟、疫疟、鬼疟、虚疟、劳疟、疟母、三日疟之名，临证之时，不可不辨治也。"1948 年，岁戊子年，岁火太过之年，炎暑流行，该年"少阴司天，火气下临"，故有"火淫所胜"之运与气，长夏纳凉，入秋饮冷，加之"天符之年"，故暴病暑疟。此案名暑疟，其病机诚如《素问·疟论》所云："夏伤于大暑……因遇夏气凄沧之水寒，藏于腠理皮肤之中，秋伤于风，则病成矣……先伤于寒而后伤于风，故先寒而后热也，病以时作。"对此病之状，雷氏有"暑疟者，恶寒壮热，烦渴引饮也"之记。对该病之成因，雷氏有如下记载："暑疟者，多因长夏纳凉，感受阴暑，暑汗不出，则邪遂伏于内，直待秋来，加冒凉气而发。"鉴暑气内舍于营，其治则师雷氏"清营捍疟法"，并名其方曰"清营捍疟汤"。"君以翘、竹清心，却其上焦之热；臣以扁衣解暑，青蒿祛疟；佐以木贼发汗于外；黄芩清热于内。古云疟不离乎少阳，故使以青皮引诸药达少阳之经；瓜翠引伏暑透肌肤之毒"。于是诸药合用，恶寒壮热得除，口渴引饮得解而病愈。

二、疫病

1. 白虎银翘清营汤

方由生石膏、金银花、连翘、鲜生地黄、知母、钩藤、菖蒲、黄连、大黄、薏苡仁、风化硝、甘草组成。以其清热化湿、救营醒神、芳香开窍、息风定搐之功，而有其温疫之治。

验案

贾某，男，6岁。1962年7月21日初诊。

时值伏暑新凉，阴雨连绵。患者头痛、发热已4天，初以夏季感寒经治未效。自昨日神智昏聩，继而不省人事，嗜睡，腹泻，抽搐，牙关紧闭，无汗，高烧不退，舌质红，上被褐色苔心，苔黄厚而腻，脉细数。瞳孔调节反射、对光反射迟钝，凯尔尼格征阳性，提睾反射尚存在，血液检查：白细胞 21×10^9/L，中性粒细胞0.9，淋巴细胞0.1。脑脊液无色浑浊，白细胞数 0.25×10^9/L，中性84%，淋巴18%，潘氏试验阴性。传染科以化脓性脑膜炎入院，邀中医会诊。

证属暑热兼湿，伤气入营，蒙蔽心窍。治宜清热化湿，救营醒神，佐以芳香化浊。予白虎银翘清营汤化裁。

处方：生石膏60g（先煎），金银花30g，连翘12g，鲜生地黄30g，知母9g，钩藤10g，菖蒲12g，黄连6g，大黄10g，薏苡仁15g，风化硝6g（冲服），甘草6g。4剂，水煎2遍，合剂分4次鼻饲。

并配服紫雪丹3g，分2次，药汁冲服。

7月26日会诊。患儿服药当日即热退神清，续服3剂，而诸症豁然。予以原方加贯众10g，续服以固疗效。

按语：化脓性脑膜炎，是婴幼儿时期常见的急性感染性疾病，是由各种化脓菌引起的脑膜炎症。其病因病机属中医温病范畴，而此案患者之临床见证，公以暑热兼湿、伤气入营认证，故以清热化湿、救营醒神为治，佐以芳香化浊之法，而收效于预期。因温邪"伤营入卫"，故方予《伤寒论》之白虎汤，合《温病条辨》之银翘散，以清热生津之功，而除卫气之热；合入《温病条辨》之清营汤，清营透热，养阴活血，以除伤营之热邪。三方同用，吉忱公名曰"白虎银翘清营汤"。药用钩藤凉肝息风定搐；菖蒲芳香开窍而醒神；大黄、风化硝泻火通便；紫雪丹清热开窍，镇痉安神，为治温病热邪内陷心包，高热烦躁、神昏谵语、痉厥抽风之效方。20世纪50年代，吉忱公受山东省莱阳专员公署委任负责胶东地区的中医培训工作，亲自讲授《内经》《本草经》《伤寒论》《温病条辨》及《中国医学史》等主要课程。吉忱公治温热病的临床经验丰富，参与了 20 世纪五六十年代省及国家对传染病中药治疗大法的制定。1960 年又受聘于省中医学校讲授《温病学》，以"伤寒为法，法在救阳；温病为法，法在救阴"两大法门启迪学生，并倡临证冶寒温于一炉。临床中不墨守成规，辨病与辨证相结合，每收桴鼓之效，由此案可见其临证之一斑。

2. 清营败毒饮

方由犀牛角、生地黄、赤芍、牡丹皮、金银花、元参、生石膏、黄连、黄芩、栀子、连翘、知母、生甘草组成。以其清热泻火、凉血解毒、止痉息风之功，而成其疫病之治。

验案

林某，男，9 岁。1964 年 8 月 3 日初诊。

患者于昨日感觉全身不适，继而头痛高烧，恶心，呕吐，抽风。今日病剧，意识不清，于上午 10 时来院诊治。查体温 39℃，发育正常，营养良好，神志不清，眼结膜稍充血，瞳孔对光反射存在，咽部轻度潮红，无假膜，颈淋巴结不肿大，项强直，心肺正常，腹平坦柔软，肝脾无肿大，腹壁反射消失，凯尔尼格征阴性，巴宾斯基征阳性，血液检查：白细胞 25.6×10^9/L，中性粒细胞 0.92，淋巴细胞 0.08，脑脊液：白细胞计数 0.56×10^9/L，舌赤，苔黄，脉弦数。传染病科以流行性乙型脑炎收住院治疗。西医予以青霉素肌注及 10% 水合氯醛灌肠治疗。

证属热邪内陷，津液耗伤之气血两燔证。治当清热解毒，镇痉息风，凉血养阴。予以清营败毒饮化裁。

处方：广犀角 6g，生地黄 15g，赤芍 12g，牡丹皮 12g，金银花 30g，元参 15g，石膏 30g，黄连 10g，黄芩 10g，栀子 12g，连翘 12g，知母 10g，生甘草 10g。

以水先煎犀角、生石膏 15 分钟，再纳诸药，煎煮 2 遍，分数次口服，每 2 小时 1 次。

同时佐服牛黄至宝丹半丸，早晚各 1 次。

治疗 3 日，体温正常，神志清，抽风息，纳食亦可。仍守方继服。

续治 3 日，诸证悉除，予清营败毒饮，停服牛黄至宝丹。9 月 12 日，痊愈出院。

按语：流行性乙型脑炎，属中医温热病中的暑温、伏暑的范畴，大凡按温病卫气营血辨证施治。此案患者，属极重型气血两燔证。热入血分，故方以犀角地黄汤以清营凉血；温热疫毒炽盛，致气血两燔，故合清瘟败毒饮，以清热泻火，凉血解毒。合二方之效，吉忱公名曰"清营败毒饮"，以收卓效。因其高热，神志不清，痉厥抽搐，故佐服至宝丹，以祛痰开窍，辟秽解毒，止痉定搐。

在 20 世纪 50～60 年代，家父吉忱公对流行性乙型脑炎的治疗已积累了丰富的临床经验，根据临床的证候，或按卫气营血，或按三焦辨证，均有相应的理、法、方、药。在传授余温病治疗心法时，强调临证贵在临机之通变，不执成模。强调治病之要，在方剂，则活法中有定法，在加减，则定法之中有活法。临证用方，公又常以《医宗金鉴·凡例》语训之："立一方必有一方精意存于其中，不求其精意而徒执其方，是执方而昧法也。"故有本案之证治。

3. 白虎清营汤

方由生石膏、知母、金银花、石菖蒲、钩藤、滑石、香薷、全蝎、蝉蜕、淡竹叶、竹茹、生地黄、元参、芦根、灯心草、粳米、生甘草组成。以成透邪涤暑，清营退热，清心开窍，镇惊息风之功为治。

验案

倪某，男，6 岁。1958 年 8 月 13 日初诊。

患者今晨开始高热，精神不振，纳呆，时有呕吐，呕吐呈喷射性。下午急诊就诊，经检查诊为乙型脑炎，请中医会诊，予中药治疗。查患儿壮热无汗，嗜睡，狂躁不安，时有抽搐，两目上翻，呼吸短浅，四肢不温，小便短赤，大便不行，唇燥、色赤绛而干裂，舌质绛红，苔白腻而厚，中有黄褐苔心，脉沉细而濡短。

证属湿热内侵，气血两燔，肝风内动，邪传心包。治宜清营退热，透邪涤暑，开窍清心，镇肝息风。予白虎清营汤化裁。

处方：生石膏 60g（先煎），知母 10g，金银花 24g，石菖蒲 10g，钩藤 15g，滑石 10g，香薷 6g，全蝎 45g，蝉蜕 6g，淡竹叶 10g，竹茹 45g，生地黄 15g，元参 15g，芦根 10g，粳米 15g，甘草 3g，灯心草 2g 为引，水煎服。配服安宫牛黄丸半粒，早晚各 1 次。

8 月 18 日，服药 4 剂，高热得退，神志得清，诸症豁然。效不更方，予原方加大青叶 30g，紫草 10g，贯众 10g，连翘 10g，续服。

8 月 22 日，病日渐痊愈，予以滋肾生津，滋液息风之剂，以善其后。

处方：生地黄 10g，山萸肉 10g，山药 10g，白芍 10g，茯苓 10g，牡丹皮 6g，知母 6g，黄柏 6g，麦冬 10g，白茅根 15g，生牡蛎 10g（先煎），生龟甲 6g（先煎），生鳖甲 6g（先煎），阿胶 6g（烊化），甘草 3g。水煎服。

按语：本案发病急骤，传变迅速，热毒之邪入侵后，而见热燔阳明高热之候。倏尔形成神昏、惊厥、狂躁不安等气营两燔诸症。故吉忱公予以"白虎清营汤"，以成透邪涤暑，清营退热，开窍清心，镇肝息风之治。以石膏、知母、金银花、竹叶清热泻火；粳米、竹茹养胃和中；安宫牛黄丸、菖蒲清心解毒，以解高热神昏之候；元参、生地黄清营热；滑石、香薷、芦根、灯心草透邪涤暑；钩藤、全蝎、蝉蜕解痉定搐。故诸药合用，而收效于预期。为增其清热泻火之力，二诊时合入紫草、大青叶诸味，增其清热凉血之功。待其向愈，予以知柏地黄汤合大定风珠加减，以滋肾、生津、息风之治，而建愈病之续功。

4. 银翘清瘟饮

方由金银花、连翘、黄芩、紫草、蝉蜕、芦根、生石膏、犀角、栀子、桔梗、牡丹皮、淡竹叶、赤芍、生甘草组成。以其清热解毒，凉血泻火，透发麻疹之功而有其治。

验案

柳某，男，8岁。1941年春初诊。

时岁麻疹流行，吉忱公从北海军区返故里。路过一族兄门口，见其抱谷草欲裹一患麻疹刚死的儿子，闻其子刚死，急入室，见患儿耳后发际出疹，由上而下，已及前胸，疹色暗，乃不能透发之象，面色苍白，肢冷，鼻息已无，如死人状，诊其跌阳脉，脉微欲绝，属气虚阳衰脱证。急用三棱针点刺人中、中冲、委中出血，患儿喉中痰鸣，有痰涎吐出而复苏。又急灸神阙、百会、关元、食窦、太溪、太白、足三里，而阳回脉复，家人甚喜。旋即处以银翘清瘟饮治之。

处方：金银花15g，连翘15g，黄芩10g，紫草10g，蝉蜕6g，芦根15g，生石膏20g（先煎），犀角6g，栀子10g，桔梗10g，牡丹皮10g，淡竹叶6g，赤芍10g，生甘草10g，水煎3遍，分6次饮之（每2小时1次）。

5日后得知，服药1剂汗出疹透，高热退。继服3剂，病愈。乡里皆称神奇，称为"神医"。

按语：1970年余回老家同二叔过春节，拜年时一族兄拉着余之手语云："我8岁时得麻疹已死了，幸遇你家大叔得救了！"于是述说了28年前的上述往事，待回莱阳，复说此事，家父讲述了此案的诊治过程。

此案患者，当时为出疹期，疹出不透，心力衰竭而休克，故家人误认为其已死亡。因其胃气未败，趺阳脉尚存，故急刺人中诸穴开窍醒神，透散热邪；急灸神阙诸穴，以回阳救逆，故患者得以脉复阳回而苏醒。继而予"银翘清瘟饮"。方中寓《温病条辨》之银翘散，以清热解毒透发皮疹，俾邪毒外泄；因瘟疫疹毒，充斥内外，气血两燔，故方又合入《疫疹一得》之清瘟败毒饮。于是，疫邪得清，火毒已败，血热得凉，病臻痊愈。当谈到被乡里誉为"神医"时，公淡笑而语云："望患者神色而知病之所在，为神化不测之谓。"复云："医者，理也，意也。盖理明则意得，意得则审脉处方无所施而不中。"

三、咳嗽

1. 杏苏百花汤

方由苏叶、制杏仁、陈皮、姜半夏、白茯苓、前胡、桔梗、枳壳、炙紫菀、炙百部、炙冬花、生姜、大枣组成。以其宣肺解表、豁痰化饮、润燥止咳之功，而疗秋燥咳嗽。

验案

王某，女，16岁，初中学生。1974年10月20日初诊。

秋深之晨，患者去学校上早自习，感凉而发咳嗽，时有恶寒发热，咳嗽声重，咳痰白而稀，咽痒。舌质淡，苔薄白，脉浮紧。

证属金秋燥凉之邪袭肺，而致咳嗽。治宜宣肺散寒，止咳化痰。予以杏苏百花汤化裁。

处方：苏叶10g，姜半夏10g，白茯苓15g，前胡10g，桔梗10g，枳壳6g，陈皮12g，制杏仁10g，炙紫菀10g，炙冬花10g，炙百部10g，炙甘草10g，生姜3片，大枣4枚，为引。

10月26日，服药5剂，恶寒发热愈，咳嗽缓，仍咽痒，脉浮缓。予原方加清咽散结之射干10g，续服。

11月2日，续服中药5剂，咽清咳息，病告愈。

按语：深秋初凉，凉燥犯肺，肺失宣发肃降，而致咳嗽。故吉忱公有杏苏百花汤之治。因凉燥袭肺，治宜清宣凉燥，宣肺化痰，故方中主以苏叶、前胡以解表邪，微发汗；杏仁、桔梗开达肺气，润燥止咳；姜半夏、茯苓伍生姜，乃《金匮要略》之小半夏加茯苓汤，为豁痰化饮之伍；陈皮伍茯苓、半夏、甘草，乃《局方》之二陈汤，以成燥湿化痰，理气和中之剂；枳壳宽中下气，佐陈皮，以理气宽中；生姜、大枣、甘草调营卫，和诸药。故诸药合用，则外邪得除，痰咳以息。本案之治，吉忱公尚辅以紫菀百花汤而收卓功，方中取紫菀温而不燥，入肺经气分，兼入血分，以其开泄肺气之功，而为止嗽化痰之要药；百部甘润苦降，新久、寒热之咳嗽均可用之；款冬花辛甘而温，专入肺经，以其温而不热，辛而不燥之性，为润肺化痰止咳之良药。诸药合用，而收效于预期。

凉燥犯肺，久则肺气失宣，肺系咽部蕴热，故有咽痒咳喘之症。二诊时，药加射干，取其苦能降泄，寒能清热，功于降火解毒，消肿而利咽喉。公谓本案二诊处方加射干，尚寓《金匮要略》之射干麻黄汤（射干、麻黄、生姜、细辛、紫菀、款冬花、五味子、大枣、半夏）之伍；又寓《千金方》之射干汤（射干、麻黄、紫菀、桂心、半夏、甘草、生姜、大枣）之意。因本案唯咳无喘，故弃麻黄。

2. 清宣金脏汤

方由桑叶、前胡、牛蒡子、川贝母、马兜铃、制杏仁、瓜蒌皮、桔梗、炙杷叶、生甘草组成。以其清热宣肺，降气除满，止咳化痰之功为咳嗽之治方。

验案

迟某，女，51 岁。1954 年 7 月 29 日（甲午岁大暑后 6 日）初诊。

日前发热，口渴，胸闷胁痛，继而咳嗽。今日咳嗽加剧来诊。查：发热，口渴，咳逆，胸闷，舌苔微黄，脉濡滑微数，寸脉有力。

证属暑热袭肺刑金，肺失清宣而致暑咳。治宜清宣金脏，予清宣金脏汤调之。

处方：牛蒡子 10g，川贝 12g，马兜铃 6g，制杏仁 12g，瓜蒌皮 15g，桔梗 10g，桑叶 15g，炙杷叶 10g，前胡 10g，生甘草 6g，水煎服。

服药 3 剂，诸症悉除，守法减兜铃、枇杷叶、前胡、川贝，续服 3 剂，以善其后。

按语：岁时甲午年，少阴君火司天，大暑后 6 日，四之气太阴湿土当值，而少阴君火余火仍临，故暑热之气先伤上焦。肺为五脏六腑之华盖，暑热之邪袭之，肺先病。此即《素问·宣明五气》篇所云："五气所病……肺为咳。"《素问·咳论》

篇云："皮毛者，肺之合也，皮毛先受邪气，邪气以从其合也。"《河间六书·咳嗽论》云："寒、暑、燥、湿、风、火六气，皆令人咳。"此即暑热之气犯肺，肺失清宣，而见发热、咳嗽诸候；火热之邪犯肺灼津，故见口渴；肺肝之络布胸胁，金郁失宣，肺火耗伤肺肝之阴，其络脉失濡，故有胸闷胁痛之症；脉濡滑而数，乃暑热之邪所致；肺脉应寸，而寸脉有力，乃"诸气膹郁，皆属于肺"之谓也。治之之法，吉忱公宗《时病论》之"清宣金脏法"治之。其用，清代雷丰有如下之解："夏日炎暑，火旺克金，宜乎清热宣气，保其金脏，法中蒡、贝、兜铃，清其肺热，杏、蒌、桔梗，宣其肺气。夫人身之气，肝从左升，肺从右降，今肺被暑热所烁，而无降气之能，反上逆而为咳矣，故佐桑叶以平其肝，弗令左升太过；杷叶以降其肺，俾其右降自然。升降如常，则咳逆自安。"故吉忱公以此法名方，曰"清宣金脏汤"。因炎暑之火刑金，肺气膹郁致咳，"金郁泄之"，当宣泄肺气，故方加前胡，以其苦辛微寒入肺，而清热宣肺、降气除满；入杷叶，以其苦平入肺性降，而清肃肺气以止咳化痰。故诸药合用，寓清宣金脏汤、《温病条辨》桑杏汤二方之效。于是，暑火得清，肺气得宣，而咳嗽诸候得除，而病臻痊愈。

3. 麻黄二陈汤

　　方由麻黄、桂枝、白芍、杏仁、细辛、橘红、茯苓、沙参、白术、砂仁、炒苏子、姜半夏、炙甘草、生姜、大枣组成。以其宣肺散寒，燥湿化痰，止咳定喘之功为治。

验案

胡某，女，39 岁。1975 年 11 月 26 日初诊。

患者素有咳嗽之疾多年，近因外感风寒，而发咳嗽。微有气急鼻煽，夜间加剧，不得平卧之症。痰呈泡沫样，并有恶寒鼻塞，口渴喜热饮，纳呆食少，大便稀薄诸候，舌苔薄白而腻，脉浮弱微弦。X 线胸透示慢性支气管炎急性发作。

证属脾肺两虚，湿痰凝滞，而为喘咳。治宜健脾益气，止咳化痰，宣肺定喘。予麻黄二陈汤化裁。

处方：麻黄 10g，桂枝 10g，白芍 6g，杏仁 10g，细辛 3g，橘红 10g，茯苓 15g，沙参 12g，白术 10g，砂仁 6g，炒苏子 10g，姜半夏 10g，炙甘草 6g，大枣 3 枚，生姜 6g，水煎服。

用药 1 周，咳喘息，恶寒、鼻塞诸候得解，予以守方续服。

复治 1 周，病臻痊愈。予以金匮肾气丸安和五脏，以防复发。

按语：本案患者，素有咳嗽顽疾，近因外感风寒辄发，而见咳嗽诸症。《素问病机气宜保命集》云："咳谓无痰而有声，肺气伤而不清也；嗽是无声而有痰，脾湿动而为痰也；咳嗽谓有痰而有声，盖因伤于肺气，动于脾气，咳而为嗽也。"故吉忱公有此理、法、方、药之治。主以麻黄汤宣肺散寒，止咳定喘；二陈汤乃治疗湿痰之首方，用以燥湿化痰，理气和中；合二方之用，吉忱公名方曰"麻黄二陈汤"。处方中尚寓桂枝汤，具和营卫、调气血之功，外可达邪外出，内可安和五脏，以成扶正祛邪之用；药用细辛取其散寒之功；茯苓、白术、沙参，以成健脾渗湿，润肺生津之用；砂仁、苏子有利膈宽胸之效。故守方十余剂，新病顽疾得除。公谓："古云：'名医不治喘，谁治谁丢脸。'盖因其病易复发也，故愈后当以益元填精、温阳化气之金匮肾气丸常年服之，功于安和五脏治未乱也。"

4. 芪附六君子汤

方由熟附子、生黄芪、葶苈子、制杏仁、生姜皮、茯苓、炙紫菀、姜半夏、炒白术、橘红、麦冬、鲜芦根、炙甘草、生姜、大枣组成。以其健脾益气，宣肺化痰，温阳利水，止咳平喘之功为治。

验案

陈某，男，59 岁。1973 年 11 月 3 日初诊。

患者素有咳嗽痰喘史，曾以肺源性心脏病并发心衰，在本院内科住院治疗。近因外感咳嗽加剧，伴有心悸气短，两下肢出现浮肿，按之如泥，陷而不起，咳嗽，痰涎上壅，咯痰不爽，怕冷畏寒，四肢不温，脉沉微滑，唇暗红微干，苔灰白厚腻。

证属肾元不足，心脾阳虚，痰浊阻肺，水湿泛滥。治宜温阳利水，宣肺化痰，止咳平喘。予芪附六君子汤化裁。

处方：熟附子 10g，生黄芪 15g，葶苈子 30g，杏仁 12g，生姜皮 10g，带皮茯苓 30g，炙紫菀 15g，姜半夏 10g，白术 10g，橘红 12g，红参 10g，麦冬 10g，鲜芦根 30g，炙甘草 10g，生姜 3 片，大枣 4 枚，水煎服。

11 月 9 日，服药 5 剂，咳喘诸症豁然，效不更方，嘱其续服。

经治 1 个月，体健一如常人。嘱常服金匮肾气丸以固疗效。

按语：《医学从众录》云："肺如华盖，司呼吸以覆脏腑。凡五脏六腑外受之邪气，必上干于肺而为咳嗽，此咳嗽之实证也。凡五脏六腑损伤之病气，亦上熏于肺，而为咳嗽，此咳嗽之虚证也。"而本案患者因其既往有肺心病史，近因外感而具咳嗽、心悸、气短、浮肿、咯痰不爽诸症，属虚实相兼之证也。故主以附子强心回阳；伍以大补元气之黄芪，名芪附汤；伍以红参，名参附汤。三药共为主药，以治心悸气短，怕冷畏寒之症。人参伍白术、姜、草，乃《金匮要略》人参汤，法于补中助阳，以救中焦阳气衰微之证；人参伍术、苓、草，乃《局方》之四君子汤，以健脾益气，杜生痰之源；橘红、半夏、苓、草，乃《局方》之二陈汤，以理气和中，燥湿化痰。诸方合用，吉忱公名方曰"芪附六君子汤"。本案之治，止咳化痰尝有紫菀、杏仁；止喘利水有芦根、葶苈子。生姜、茯苓用其皮者，以治下肢浮肿之候。诸药合用，有众方之妙；症状之多，而有一药多证之用，此吉忱公临证处方用药之特点也。

　　案中用药，有附子、半夏之伍，读者或有"乌头反半夏"之质疑。鉴于现代研究表明，乌头与半夏混合给药，动物试验无明显毒性反应。且二药相伍，不绝于历代文献，如《金匮要略》之附子粳米汤，《局方》之十四味建中汤，《千金方》之大五皮饮及半夏汤，《圣济总录》之大半夏丸，《证治准绳》之小半夏丸等。

四、喘证

1. 益气复脉定喘汤

方由红参、肉桂、制附子、蛤蚧、麦冬、五味子、肉苁蓉、熟地黄、茯苓、炙黄芪、赤灵芝、黄精、炒白芥子、炒苏子、葶苈子、陈皮、枳壳、炒白术、炙甘草组成。以其益气复脉，扶阳益肾，补肺健脾，理气和胃，燥湿化痰，止咳平喘之功为治。

验案

衣某，男，70 岁，栖霞退休干部。1994 年 2 月 26 日初诊。

患者咳喘频作，已有 20 余年。近 2 周来，咳喘剧，夜寐不宁，动则气喘，有喘憋欲死之感，面唇爪甲发绀，足跗浮肿。心电图示肺型 P 波，心律失常。X 线检查诊断为：慢性喘息性支气管炎，肺气肿，肺心病。舌暗，舌下紫络粗大，苔白腻，脉濡细无力。

证属肺肾气虚，心阳衰微，虚阳夹痰浊上扰而致喘证。

予以益气扶阳，温阳化饮，纳气定喘之治。予益气复脉定喘汤调之。

处方：红参 10g，肉桂 6g，制附子 10g，蛤蚧 1 对，麦冬 20g，五味子 10g，肉苁蓉 12g，熟地黄 15g，茯苓 12g，炙黄芪 20g，赤灵芝 10g，黄精 20g，炒白芥子 6g，炒苏子 12g，葶苈子 10g，陈皮 10g，枳壳 6g，炒白术 15g，炙甘草 10g。水煎服。

3 月 5 日，服中药 1 周，气逆稍平，仍动则气喘，足跗浮肿未消。予以上方去麦冬，加补骨脂 10g，核桃仁 10g，茯苓皮 20g，泽泻 15g。续服。

4 月 2 日，续服中药 3 周，气逆渐平，足跗之肿消退，唯夜寐不安，难以平卧。拟续以益阳扶阳，纳气定喘之法。

处方：红参 10g，蛤蚧 1 对，炙黄芪 20g，五味子 10g，肉桂 6g，陈皮 10g，制半夏 10g，炒白术 15g，补骨脂 12g，核桃仁 10g，麦冬 15g，炙甘草 10g。水煎服。

佐服金匮肾气丸。

按语：本案患者，系一年高久患肺心病之人，以其为阳虚阴弱虚喘之证，故吉忱公有以上之治。肾乃气之根，肾虚气不归原，对此，明·赵献可《医贯》有"真元耗损，喘出于肾气之上奔"之论。故初治以桂、附、熟地、肉苁蓉，益元荣肾，扶阳填精以治其本，扶其根；《素问·至真要大论》云："诸气䐜郁，皆属于肺。"肺为气之主，肺损气无依附，故有蛤蚧纳肾气、补肺气以定喘逆；红参、麦冬、五味子乃生脉饮之伍，益气养阴而心脉得充；扶阳益肾、补肺益气、生脉补血之治，尤重培土，故予黄芪、白术、黄精、灵芝、甘草，均以其甘温之性，益气升阳，调补气血，以培后天之本；脾恶湿为生痰之源，湿去脾健，则痰自化，而无痰湿之弊，故用陈皮、枳壳，以其性温气芳香入脾肺，功于健脾和胃，理气燥湿。陈皮同参、芪则补气；同桂、附则扶阳；同茯苓则渗湿；同三子则肃降。故陈皮为脾肺气滞、胸闷脘痞证必用之品。诸药合用，而收预期之效。公名其方曰"益气复脉定喘汤"，乃其为肺气肿、肺心病之立方。

二诊时，足跗浮肿不减，因麦冬性微寒，于化湿浊不利，故去之；加茯苓皮、泽泻，以淡味涌泄之功，而除水肿；补骨脂乃脾肾阳虚、下元亏损之要药；核桃仁为肺肾虚喘常用之药。《本草纲目》谓"破故纸属火，能使心包与命门之火相通。胡桃属木，主润血养血……佐破故纸，有木火相生之妙"。故二药相伍，相辅相成，为大补肝肾、阴阳气血双补之对药。续治3周，喘止，肿消，心宁。

2. 柳氏阳和饮

方由熟地黄、肉桂、制附子、人参、鹿茸、炙麻黄、白芥子、山萸肉、菟丝子、茯苓、核桃仁、川贝母、白果、海浮石、炙甘草组成。以其益肾填精，补火助阳，补肺益脾，豁痰化饮，止嗽平喘之功为治。

验案

鲍某，女，36岁。1964年3月9日初诊。

患者禀赋不足，自幼病喘，嗽而痰多清稀有泡沫，呼吸急促，甚则张口抬肩，纳呆脘痞，腰膝疲软，动则心悸，脑转耳鸣，诸药鲜效，查：舌质淡，苔薄白，舌体浮胖有齿痕，脉象沉细。X线诊断：慢性支气管炎合并肺气肿。

证属肺肾阳虚，痰浊壅滞。治宜益肾温阳，健脾宣肺，豁痰平喘。予柳氏阳和饮调之。

处方：熟地黄30g，肉桂3g，制附子10g，鹿茸3g（研冲），炙麻黄3g，白芥子6g，人参15g，山萸肉15g，菟丝子10g，茯苓12g，核桃仁30g，川贝母6g，白果9g，海浮石10g，炙甘草9g。水煎服。

3月15日，上方连进5剂后，喘咳大减，痰声渐息，仍宗原意续服。

3月21日，续进5剂，喘咳平，诸症瘥，嘱服金匮肾气丸缓补，以资巩固疗效。

按语：《东医宝鉴》尝云："肾虚为病，不能纳诸气以归原，故气逆而上，咳嗽痰盛，或喘或胀，髓虚多唾，足冷骨痿，胸腹百骸俱为之牵掣。"本案证属肾元亏虚，寒痰凝滞之证，故必借真火以煦和，真水以濡养，同时佐以化痰开结、平喘止咳之品。前人有"久病及肾""标在肺本在肾"之说，虽"脾为生痰之源""肺为贮痰之器"，然肾司蒸化，固藏摄纳，实居首位。故本案借以"柳氏阳和饮"，纳气归原，则喘咳得除，而收效于预期。

柳氏阳和饮乃吉忱公所立，方由阳和汤合补肾地黄丸加减组成。方中熟地黄益肾填精，大补阴血，俾化气有源，摄纳有机，任为主药。"诸角皆凉，惟鹿独温"，鹿茸"禀纯阳之质，含生发之机"，乃血肉有情之品，生精补髓，养血助阳，有阴阳双补之能；附子峻补下焦元阳，具助阳化气之功；肉桂补火助阳，有引火归原之效，三药为辅，则补肾益元之功倍增。菟丝子禀气中和，平补足之三阴；山萸肉涩温质润，补益肝肾；核桃肉甘温润涩，补益肺肾，三药既可补阳又可滋阴，为阴阳双补，阴中求阳之品。人参补益脾肺；茯苓健脾和中，以杜生痰之源；麻黄宣肺平喘；白芥子豁痰化饮，则标症可疗，共为佐使药。于是，主、辅、佐、使朗然，俾饮中之阳得温，散失之真阳得收，肾充，肺肃，脾健，痰除，则哮喘得瘳。而药用海浮石、川贝母、白果，乃清肺化痰之伍。

3. 右归阳和饮

方由右归饮合阳和饮组成。药有熟地黄、肉桂、制附子、鹿角胶、龟甲胶、炙麻黄、白芥子、茯苓、红参、菟丝子、山萸肉、芦根、葶苈子、陈皮、核桃仁、海浮石、白果仁、川贝母、炙甘草。以其益元荣肾，益肺健脾，温阳化饮，豁痰宽胸，止咳平喘之功为治。

验案

张某，女，49 岁，鞋厂工人。1975 年 3 月 11 日初诊。

患者气喘经年，时发时止。近日发作，嗽而痰多，清稀有泡沫，呼吸急促，张口抬肩，伴脘痞纳呆，胸闷短气，动则心悸，腰膝酸软，舌质淡，苔薄白，舌体胖有齿痕，脉沉细微弦。X 线示慢性支气管炎合并肺气肿。

证属肺肾气虚，痰浊壅滞，肺气膹郁而致咳喘。治宜益肾宣肺，豁痰化饮，止咳平喘。予右归阳和饮化裁。

处方：熟地黄 20g，肉桂 3g，制附子 10g，鹿角胶 10g（烊化），龟甲胶 10g（烊化），炙麻黄 6g，白芥子 6g，茯苓 15g，红参 6g，菟丝子 15g，山萸肉 12g，芦根 15g，葶苈子 10g，陈皮 10g，核桃仁 10g，海浮石 6g，白果 10g，川贝母 6g，炙甘草 10g。水煎服。

3 月 18 日，服药 7 剂，咳嗽痰多已减，动则仍见气喘，脉仍见弦。予以原方加黄芪 15g，赤灵芝 10g，继服。

3 月 26 日，继服 7 剂，咳息喘平，胸闷脘痞证悉除，唯动则仍有短气心动悸之感。予以原方加蛤蚧 1 对，制成蜜丸以为续治。

按语：元·朱震亨《丹溪心法》云："有脾肾俱虚，体弱之人，皆能发喘。"盖因肺为气之主，肾乃气之根。肾虚气不归原，肺损气无所依附，孤阳浮泛作喘，肺气膹郁作咳。《恽铁樵演讲录·哮喘咳嗽》篇云："肺肾同源，哮喘之证，多由肾不纳气，故宜温肾。"故吉忱公有"右归阳和饮"

之用，作益元荣肾，纳气定喘，宣肺止咳，温阳化饮之治。肾阳虚弱、肾精不足、痰饮壅滞者，必借以真火以煦和，真水以濡养，同时佐以化痰逐饮之品。咳喘一证，前人有"久病在肾""其标在肺，本在肾"之说，虽云"脾为生痰之源，肺为贮痰之器"，然肾司蒸化，固藏摄纳，实属首位。右归阳和饮由右归饮合阳和汤、《济生方》之人参胡桃汤（人参、胡桃）组成。方中熟地黄益肾填精，大补阴血，俾化气有源，摄纳有司，任为主药。附子峻补下焦元阳，具助阳化气之功；肉桂补火助阳，有引火归原之效，二药为辅，则补肾益元之功倍增。菟丝子禀气中和，平补足之三阴；山萸肉涩温质润，补益肝肾；核桃仁甘润温涩，补益肺肾。三药既可补阳又可滋阴，为阴阳双补，阴中求阳之品。红参补益脾肺；茯苓健脾和中，以杜生痰之源；麻黄、芦根、葶苈子宣肺平喘；白芥子豁痰化饮，则标证可疗，炙甘草调和诸药，共为佐使药。于是，主、辅、佐、使朗然，俾肾中之阳得补，散失之真阳得收，肾充，肺肃，脾健，痰除，则哮喘得瘳。而方加龟甲胶、鹿角胶、人参诸药，乃"龟鹿二仙胶"之伍，以成填精补阴，益气壮阳之功；药用陈皮、海浮石、川贝、白果，乃清肺化痰之用。

黄芪，《本草经》以其甘温之性，谓其具"补虚"之功；赤灵芝，《本草经》以其苦平之性，谓其具"主胸中结，益心气，补中，增智慧"之效。故二诊时，药加黄芪、赤灵芝二味，吉忱公名芪灵煎，以健脾益气和中之功，而补后天之本，以杜生痰之源。

清代宝辉《医医小草》记云："方有膏、丹、丸、散、煎、饮、汤、渍之名，各有取义。膏取其润，丹取其灵，丸取其缓，散取其急，煎取其下达，饮取其中和，汤取其味，以涤荡邪气，渍取其气，以留连病所。"三诊时，方加补肺益肾之蛤蚧为丸剂，乃"丸取其缓"，作防复发之用。《素问·四气调神大论》云："是故圣人不治已病治未病，不治已乱治未乱，此之谓也。夫病已成而后药之，乱已成而后治之，譬犹渴而穿井，斗而铸锥，不亦晚乎！"本案乃"慢性气管炎合并肺气肿"患者，为器质性病变，以"汤取其味，以荡邪气"，而咳喘息，乃"戡乱"之治也。而"丸取其缓"，乃吉忱公"治未乱"之举也。

五、咯血

降血汤

此乃师祖李兰逊公传清代名医孙侗之方。药由生地黄、当归尾、牡丹皮、制白芍、元参、白茅根、犀角、怀牛膝、侧柏炭、藕节炭组成。以其滋阴清热、凉血止血之功，为治咯血之良方。

验案

乔某，男，43 岁。1974 年 4 月 3 日初诊。

患者既往有咳嗽史，近因支气管感染而咳嗽加剧 1 月，并伴咯血。患者每于晨起及临睡时咳嗽及咳痰较多，常反复咯血，甚恐之，急就医。X 线胸片及支气管镜检查诊为支气管扩张。行西药控制感染治疗罔效，而转中医科诊治。症见咳嗽喘息反复发作，咳声重浊，痰多黏稠中带有血丝，时见咯血，伴胸闷胁胀，脘痞呕恶，烦躁易怒，口苦咽燥，舌质红少苔，脉弦数而细。

证属肺为虚火所遏，灼伤肺络而致咳血。予《儒医指掌》降血汤及乌龙散化裁。

处方：生地黄 20g，当归尾 12g，牡丹皮 10g，制白芍 10g，元参 10g，白茅根 10g，犀角 6g（研冲），怀牛膝 30g，侧柏炭 10g，藕节炭 10g，紫菀 10g，百部 10g，款冬花 10g，甘草 6g。水煎冲服乌龙散 10g。

乌龙散：川军酒炒成炭，细末 30g，人参、三七各 10g，同研冲汤，每次内服 10g。

4 月 11 日，服药 1 周，咳嗽咯血诸症悉减，予以原方加白及 10g，阿胶 10g（烊化）续服。

4 月 26 日，续治 2 周，咳息血止，诸症悉除。变通《儒医指掌》续调之法，每日阿胶 10g（烊化），白及 10g，茯苓 10g，黄芪 10g，甘草 10g，水煎 2 遍，取汁 500mL，糯米 30g，作粥服之，日 2 次，早、晚分服，以固疗效。

按语：《素问·咳论》云："肺咳之状，咳而喘息有音，甚则唾血……肝咳之状，咳则两胁下痛。"又云："五脏之久咳，乃移于六腑……胃咳之状，咳而呕。"故本案之临床见证，属《内经》"肺咳""肝咳""唾血""胃咳"之候。《丹溪心法·咳血》篇云："咳血者，嗽出痰内有血者。"故从咳血病论治。盖因患者烦躁易怒，伴胁胀，口苦，脉弦数，示肝火偏旺，肺失清肃，肺络受损，故有咳嗽、咳血之候；木火刑金犯肺，肝肺阴虚而致火旺，火热灼肺，而见咳嗽息急，胸闷脘痞，脉细诸症。因肝肺阴虚，而见舌红少苔之候。故吉忱公有清肝润肺，凉血止血之治。孙氏降血汤，方由生地黄、当归尾、牡丹皮、白芍、元参、白茅根、犀角、怀牛膝、侧柏、藕节组成。"凡见血从上失，如吐血、呕血、鼻衄、咳血、咯血"证者，孙氏均用此方，并有详细的临证用药之法。考"降血汤"乃取《千金方》之犀角地黄汤意，主以清热凉血之用。其用诚如《血证论》所云："犀牛土属而秉水精，地黄土色而含水质。二物皆得水土之气，能滋胃阴，清胃火，乃治胃经血热之证药。然君火之主在心，故用牡丹皮以清心。相火所寄在肝，故用白芍以平肝。使君相二火，不凑集于胃，而胃自清而血安。"由此可见，犀角地黄汤乃为血热吐衄之良方。师其法，孙侗取其清热凉血之功，辅之当归，引诸血各归其经，选用归尾下行力强之谓；佐以白茅根、侧柏、藕节凉血止血之用。诸药共施，成为孙氏降诸出血之基础方。因"肺虚为火所逼，是以血从痰出"，致"肺枯无以领一身之气"，故吉忱公于此案中，用降血汤合入紫菀百花汤（紫菀、百部、款冬花）以润肺下气，止咳平喘。

汤剂冲服乌龙散，取大黄苦寒沉降，气味俱厚，力猛善走。而酒制大黄，取其先升后降，引肝肺之火下降，以泻血分之热；因"肺枯无以领一身之气，故辅以人参味甘微苦，微温，不燥，性秉中和，善补脾肺之气，以益生化之源；三七甘微苦，以其新血能安，瘀血能除之功，而为止血化瘀之良药"。故本方又为降血汤之协同方，而临证多同用之。故孙侗歌诀合一曰："降血汤用生地尾，丹皮白芍怀牛膝，犀角元参柏茅根，藕节乌龙同三七。"

本案吉忱公以降血汤合紫菀百花汤，冲服乌龙散，经治3周，病臻痊愈。此乃理具、法准、方符、药对之谓也。盖因支气管扩张是一病因复杂之顽疾，支气管感染与阻塞是引起本病的基本因素，故吉忱公师儒医孙侗先生之法而续治："嗽血、咯血加白及三钱，阿胶三钱，血止用白及、阿胶、茯苓、黄芪、甘草、糯米，作粥煎服调理。"

六、痰饮

温阳化饮汤

方由桂枝、茯苓、干姜、陈皮、木香、防己、椒目、大黄、槟榔、制半夏、枳壳、白芍、乌药、厚朴、泽泻、炒莱菔子、芦根、炙甘草组成。以温阳蠲饮，健脾渗湿，除胀消满，润燥通便之功而为其治。

验案

于某，男，51 岁，某厂职工。1974 年 9 月 20 日初诊。

患者胸脘疼痛膨满 10 年之久，食欲欠佳，口干不欲饮水，伴有肠鸣辘辘，时有恶心泛吐清水，阳痿，腰腿痛，足跟痛，大便时有燥结，小便调，眼干眩花，舌质淡，苔薄白，脉沉短而弦。

证属脾胃虚弱，运化失司，食滞内停，痰浊阻滞而成痰饮。治宜温阳化饮，健脾和胃，导滞豁痰。予温阳化饮汤调之。

处方：桂枝 10g，茯苓 15g，干姜 10g，陈皮 10g，木香

10g，防己 10g，椒目 10g，大黄 10g，槟榔片 10g，制半夏 12g，枳壳 10g，白芍 12g，乌药 10g，厚朴 15g，泽泻 12g，炒莱菔子 12g，芦根 15g，炙甘草 10g。3 剂，水煎服。

10 月 8 日，服药后，饮食尚可，腹部胀满消失，矢气通，肠鸣音消失。予以原方加红参 10g，白术 12g，大枣 4 枚。水煎服。

10 月 15 日，续服 5 剂，诸症悉除，病臻痊愈。

按语：《金匮要略·痰饮咳嗽病脉证并治》篇记云"其人素盛今瘦，水走肠间，沥沥有声，谓之痰饮……心下有支饮，其人苦冒眩，泽泻汤主之……支饮胸满者，厚朴大黄汤主之……呕家本渴，渴者为欲解。今反不渴，心下有支饮故也，小半夏汤主之……腹满，口舌干燥，此肠间有水气，己椒苈黄丸主之"。本案均有其证，故吉忱公悉予之。《外台》茯苓饮，"治心胸中有停痰宿水，自吐出水后，心胸间虚，气满不能食，消痰气，令能食。"上述诸病证，本案均有之，故吉忱公综诸方之用，而有"温阳化饮汤"之施。综观本案诸症，由于脾阳不振、阳不布津、湿浊阻滞而成，概而论之曰痰饮，细而言之为支饮。

"病痰饮者，当以温药和之。"此乃《金匮要略》治痰饮之大法，吉忱公立"温阳化饮汤"。细观本案之治法，有温阳蠲饮，健脾渗湿之苓桂术甘汤；有主治支饮苦冒眩之泽泻汤；有治支饮兼腹满之厚朴大黄汤证；有治支饮呕吐之小半夏汤；有治水走肠间之己椒苈黄丸；有因胸脘饮停纳呆，消补兼施之《外台》茯苓饮；因有胸脘痛，有乌药伍人参、槟榔、芍药之四磨汤证之治；因有腰腿、足跟之痛，予白芍伍甘草之芍药甘草汤，酸甘化阴以缓急止痛。于是诸方合用，脾阳得健，胃气得复，则痰饮食滞得除，而余症亦解。且因化源足，宗筋得濡，阳痿也不特治而愈。

七、自汗

加味固表汤

方由黄芪、白术、茯苓、炒枣仁、制白芍、五味子、煅龙骨、煅牡蛎、米壳、炮附子、浮小麦、炙甘草组成。以其健脾益气，益阴固液，敛汗固表之功为治。

验案

臧某，女，48 岁，教师。1973 年 11 月 2 日初诊。

因学校教学质量考评频繁，患者精神高度紧张，近感心悸，怔忡，不寐，神疲乏力，不时自汗出，劳作则更甚。查面色无华，形体消瘦，舌淡红，苔薄白，脉缓。

证属阳虚卫外失司而致自汗。予《儒医指掌》之固表汤化裁。

处方：黄芪 15g，白术 15g，茯苓 10g，炒枣仁 10g，制白芍 10g，五味子 6g，煅龙骨 10g，煅牡蛎 10g（先煎），米壳 6g，炮附子 6g，炙甘草 3g，浮小麦 30g。水煎服。

11 月 8 日，服药 5 剂，诸症悉减，然劳作仍汗出不减。

予原方加麻黄根 10g，乌梅 10g，山萸肉 10g。水煎服。

11 月 24 日，续治 2 周，病臻痊愈，唯劳作时有微汗。予以芪术甘草粥：黄芪 10g，白术 10g，甘草 3g。水煎 2 遍，取汁 500mL，煮小麦 60g，成稀粥，早晚服用，以固疗效。

按语：《素问·阴阳别论》云："阴争于内，阳扰于外，魄汗未藏……阳加于阴谓之汗。"表述了人体内阴阳的偏盛、偏衰，致营卫失和，卫外失司，而致汗出。《灵枢·邪气脏腑病形》篇云："肺脉……缓甚为多汗。"表述了肺气不足，肌表疏松，表卫不固，腠理开泄而致自汗。汗为心之液，由精气所化，不可过泄。对此，《灵枢·决气》篇有"津脱者，腠理开，汗大泄"之论，故汗出之疾，不可轻视为小恙，当及时治之。根据《内经》汗出之病机，本案之病，吉忱公谓其治当调阴阳，和营卫，益气固表。故选用清·孙侗《儒医指掌》之"固表汤"加味施之，故名"加味固表汤"。方中黄芪益气固表，白术健脾益气，以助黄芪增其益气固表止汗之功。二药相伍，实寓《丹溪心法》之玉屏风散之意（因未感外风，故弃防风）。方用牡蛎，实寓《局方》之牡蛎散（黄芪、麻黄根、牡蛎），伍煅龙骨、浮小麦以增固表敛汗之功，而疗诸虚不足，身常汗出，心悸惊惕，短气烦倦诸候。药用茯苓补脾宁心，俾心液不致过泄；炒枣仁、五味子、白芍益阴固液不致亡津；米壳酸涩性平，入肺、大肠、肾经，功专收敛；制附子以其功补下焦之阳，与芪术相伍，可资助不足之元阳，而固表敛汗；炙甘草益气健脾，调和诸药。故诸药相须为用，以益气实卫，固表敛汗之功而愈病。

二诊时，为增其益阴液、固津敛汗之功，方加麻黄根、乌梅、山萸肉敛汗诸药，吉忱公谓其验源自《景岳全书·汗证》："收汗止汗之剂，如麻黄根、浮小麦、乌梅、北五味、小黑豆、龙骨、牡蛎之属，皆可随宜择用。"愈后予芪术甘草粥，乃健脾胃，和营卫，实腠理之法也。

八、胸痹

1. 瓜蒌薤白逐瘀汤

方由瓜蒌、薤白、柴胡、当归、赤芍、桃仁、红花、枳壳、川芎、桔梗、川牛膝、郁金、丹参、党参、夏枯草、陈皮、茯苓、元胡、香附、炙甘草组成。以其宣痹通阳，化痰泄浊，理气导滞，活血化瘀之功为治。

验案

贾某，男，62 岁，莱阳药材公司药工。1974 年 10 月 16 日初诊。

患者既往有高血压（高时达 180/110mmHg）、动脉硬化、冠心病史。血液生化检验示：胆固醇 8.37mmol/L，心电图示窦性心动过缓，窦性心律不齐，右束支传导阻滞（完全性），左心室高电压。1 年前患者因饮酒吃花生米，胃脘处时有烧灼感，胸脘疼痛，经服中药后好转。昨日又饮酒吃花生米，病情复发。左乳膺下开始刺痛，继而右下肢后侧疼痛，双上肢及头部无感觉。舌质暗红，苔薄白，脉双关弦。

证属肝气郁结，心脉痹阻而致胸痹。治宜宣痹通阳，化痰泄浊，理气导滞，活血化瘀。予瓜蒌薤白逐瘀汤化裁。

处方：瓜蒌 15g，薤白 10g，柴胡 10g，当归 12g，赤芍 10g，桃仁 10g，红花 10g，枳壳 10g，川芎 10g，桔梗 10g，牛膝 15g，郁金 10g，丹参 20g，党参 15g，夏枯草 10g，陈皮 10g，茯苓 10g，元胡 12g，香附 12g，炙甘草 10g。水煎服。

11 月 8 日，服药 20 剂，左乳膺疼痛消失，右下肢疼痛亦基本消失，胆固醇降至 5.28mmol/L，血压在 150/90 ～ 140/80mmHg 之间。仍予守方续服。

处方：瓜蒌 12g，薤白 10g，柴胡 10g，丹参 30g，槐米 15g，夏枯草 30g，桃仁 12g，红花 10g，当归 15g，川芎 10g，赤芍 12g，桔梗 10g，牛膝 12g，五灵脂 10g，鸡血藤 15g，佛手 10g，茯苓 12g，决明子 30g，生姜 3 片，大枣 4 枚。水煎服。

12 月 3 日，续服汤剂 20 剂，胸痹未发，血压降至 140/80mmHg。嘱以托盘根、槐米、决明子各 10g，每日代茶饮。

按语：冠心病是由冠状动脉壁粥样斑块引起管腔狭窄或闭塞，产生冠状动脉血液循环障碍，心肌缺血缺氧所致。此即《素问·痹论》"心痹者，脉不通"之谓也。隐性冠心病临床虽无症状，但可突发心绞痛或心肌梗死，亦可渐变为心肌硬化，严重患者可猝发严重心律失常或心跳骤停致猝死。故冠心病的早期发现及治疗尤为重要。

冠心病，属中医学"胸痹""心痛"的范畴。文献史料，源远流长，《内经》首发其端，并有心痛、心痹、厥心痛、真心痛、久心痛、猝心痛、心疝暴痛等名称。其缜密观察和精确记述，与现代医学病理反应，症状体征相侔。至今仍不失其科学实用价值，殊属难能可贵。《素问·脏气法时论》云："心病者，胸中痛，胁支满，胁下痛，膺背肩胛间痛；两臂内痛；虚则胸腹大，胁下与腰相引而痛。"《灵枢·厥病》云："厥心痛，与背相控，善瘛，如从后触其心，伛偻者，肾心痛也……厥心痛，腹胀胸满，心尤痛甚，胃心痛也……厥心痛，痛如以锥针刺其心，心痛甚者，脾心痛也。"《素问·痹论》云："心痹者，脉不通，烦则心下鼓，暴上气而喘，嗌干善噫，厥气上则恐。"综上所述，符合心绞痛出现的心胸胁下闷痛、刺痛并放射至肩背及两臂内侧的症状。并指出冠心病脉不通的脘腹胀满、突发作喘等候，已明确表明本病的胃肠道、呼吸道表现，临证当明鉴之。

清·何梦瑶《医碥》云："须知胸为清阳之分，其病也，气滞为多。"本案患者为单职工，家在农村，故多有恚怒思虑之事。肝主疏泄，性喜条达。若恚怒伤肝，思虑伤神，必致肝气郁滞，心气郁结，心脉痹阻，发为胸痹、心痛。此亦"清阳之分""气滞"之由也。故治宜宣痹通阳，化痰泄浊，佐以理气导滞，活血化瘀之法。吉忱公以《金匮要略》瓜蒌薤白白酒汤以通阳散结，豁痰下气；以《医林改错》血府逐瘀汤理气导滞，活血化瘀；《丹溪心法》越鞠丸乃行气解郁之代表方，以治六郁之积。故诸方合用，今名"瓜蒌薤白逐瘀汤"，于是，血府得通，六郁得解，则胸痹得除，血压趋稳。故虽有"医之有案，如弈者之谱，可按而复也"，然吉忱公之此案，不可"按而复"之，而学者要"善悟其妙，而以意通之"。

2. 瓜蒌薤白通痹汤

方由瓜蒌、薤白、丹参、五灵脂、生蒲黄、降香、细辛、郁金、炙甘草、黄酒组成。以其宣痹散寒、温心通阳、行气活血、祛瘀通脉之功，而疗胸痹。

验案

衣某，男，52 岁，干部。1975 年 4 月 7 日初诊。

患者阵发性左胸膺痛 2 年，曾于 1973 年 4 月确诊为冠心病。近期胸闷加剧，心前区痛频发，且波及背部，肢体麻木，形寒肢冷，倦怠乏力，伴右肩臂疼痛，自寒冬始，阴雨天胸闷甚，背痛著，饮食二便自调。舌淡薄白苔，脉沉迟。心电图示冠状动脉供血不足。

证属寒邪壅盛，阻遏心阳。治宜宣痹散寒，温心通阳。予以瓜蒌薤白通痹汤化裁。

处方：瓜蒌 30g，薤白 10g，丹参 30g，五灵脂 10g，蒲黄 10g（包煎），降香 10g，细辛 2g，郁金 12g，炙甘草 10g，黄酒 30g。水煎服。

4 月 14 日，药后胸膺闷痛悉减，然纳呆、脘痞不减，仍守原方，佐以健脾豁痰之剂。

处方：瓜蒌 12g，薤白 10g，桂枝 10g，制半夏 10g，人参 15g，白术 12g，丹参 30g，川芎 10g，红花 10g，降香 12g，炙甘草 10g，黄酒 30g。水煎服。

4 月 25 日，药后诸症递减，心绞痛未发，仍宗原意。

处方：瓜蒌 15g，薤白 10g，制半夏 10g，川芎 10g，红花 10g，赤芍 10g，降香 12g，丹参 30g，黄芪 30g，桑寄生 15g，木香 10g，炙甘草 10g，黄酒 30g。水煎服。

4 月 29 日，经服中药 20 剂，患者欣然相告：胸闷悉除，心绞痛未发，肩背痛已瘥，纳食渐馨。查心电图正常，复作运动试验亦明显改善。

按语：清·喻昌《医门法律》云："（胸痹）总因阳虚，故阴得乘之。"清·林珮琴《类证治裁》云："胸痹，胸中阳微不运，久则阴乘阳位而为痹结也……此《金匮》《千金》均以通阳主治也。"而本案患者乃为寒邪壅盛，阻遏心阳而致胸痹。吉忱公认为此乃脾肾阳虚而内生寒邪，即"五脏虚损，内生五邪"之谓也。故方寓《金匮要略》之瓜蒌薤白白酒汤伍降香、细辛以宣痹散寒，温心通阳，此即"以通阳主治也"；以失笑散伍丹参、郁金以活血行气，祛瘀通脉。二方加味，方名"瓜蒌薤白通痹汤"。故用药 1 周，胸膺闷痛悉减；因其纳呆、脘痞不减，故复诊时药加四君子汤，以健脾和胃，化痰饮消食积；因胸膺闷痛之症仍存，去失笑散加被誉为"血中之气药"之川芎，取其辛温走窜之功，能上达头额，下达血海，外彻皮毛，旁通四肢。三诊时患者告云"心绞痛未发"，故去四君子汤加黄芪，取其甘温之性，具生发之机，以补气生血；桑寄生，黄宫绣谓其"性平而和，不寒不热，号为补肾补血之要剂"，此乃吉忱公以其益元之功而收益心脉之效。故经服中药 20 剂，而诸症悉除，心电图亦正常。

徐灵胎云："凡辨证，必于独异处着眼。"此案中，公用川芎、黄芪、桑寄生，乃其用"独"之谓也。

3. 芪术生脉饮

方由红参、麦冬、五味子、玉竹、桑椹子、茯苓、当归、白术、炒枣仁、黄芪、白芍、炙甘草组成。以其补肾元，敛肺气，益心血，健脾气，通痹复脉之功为治。

验案

王某，男，57 岁，职工。1974 年 6 月 8 日初诊。

患者胸闷，心前区绞痛阵作，夜间憋醒，怔忡，气短乏力，虚烦不寐，纳食呆滞，口干，面红，眩晕，耳鸣，头痛，二便自调。查：舌红少苔，脉细数。X 线胸透示主动脉迂曲延伸。心电图示冠状 T 波。入中医科病房住院治疗。

证属气阴两虚，心脉痹阻之胸痹。治宜益气养阴，通脉导滞。予芪术生脉饮化裁。

处方：红参 10g，麦冬 30g，玉竹 30g，桑椹子 30g，茯苓 12g，当归 12g，五味子 12g，白术 15g，炒枣仁 15g，黄芪 15g，白芍 15g，炙甘草 10g，大枣 4 枚。水煎服。

7 月 26 日，迭进三十余剂，诸症豁然，但仍有心悸，舌淡红少苔，脉沉细。仍宗原法，予以上方加柏子仁 15g，何首乌 15g。水煎服。

8 月 13 日，上方续进 12 剂，病情稳定，唯纳食不馨，仍宗原意。

处方：红参 10g，何首乌 12g，麦冬 15g，桑椹子 30g，神曲 10g，麦芽 10g，柏子仁 5g，茯苓 12g，瓜蒌 12g，陈皮 10g，白术 12g，炙甘草 10g。水煎服。

9 月 29 日，经治 3 个月，服汤剂近百剂。诸症悉除，心电图亦示正常。

按语：气为阳，血属阴，气为血之帅，血为气之母。气血有阴阳互根、相互依存之妙。吉忱公宗景岳"善补阳者，必于阴中求阳，则阳得阴助而生化无穷；善补阴者，必于阳中求阴，则阴得阳升而泉源不竭"之论，于胸痹一证，而重益气通脉之法，故有"芪术生脉饮"之施。方中寓生脉散（又名生脉饮、人参生脉散），方中人参为大补元气之品，为治虚劳内伤之第一要药；麦冬壮水强阴，伍人参则能复脉生津而濡血脉；五味子敛肺气，滋肾水。故三药同用，能入心生脉，乃"阴中求阳"之谓也。辅以当归、大剂黄芪，名当归补血汤，益元气而补心血，乃"阳中求阴"之用也。方中加白术、白芍、茯苓、炙甘草，乃寓《正体类要》八珍汤以调补气血，则胸痛、怔忡、眩晕、乏力、纳呆诸症可解；伍以桑椹子、玉竹，功于濡养五脏之阴，则虚烦不寐，面红诸疾可除。于是，诸药合用，气阴两虚、心脉痹阻之证得瘳，而病臻痊愈。

4. 人参琥珀汤

方由人参、琥珀、三七、瓜蒌、薤白、桂枝、桃仁、红花、丹参、酒元胡、制龟甲、柏子仁、远志、炙甘草组成。以其益气养心，通阳散结，豁痰宽胸，活血通脉之功以治胸痹。

验案

辛某，男，51岁，干部。1973年11月30日初诊。

患者心前区痛，时及双臂内，日发2~3次，症见胸闷憋气，动则喘促，咳痰清稀且多，眩晕，形寒肢冷，面色暗滞，口唇青紫，形体肥胖，舌淡体胖，苔薄白，脉虚。心电图示完全性右束支传导阻滞。

证属心气虚弱，痰瘀交阻之胸痹。治宜益气养心，豁痰通瘀。予人参琥珀汤化裁。

处方：人参20g，琥珀4.5g，三七1.5g，瓜蒌30g，薤白10g，桂枝10g，桃仁10g，红花10g，丹参30g，酒元胡10g，制龟甲10g（先煎），柏子仁15g，远志10g，炙甘草15g。水煎服。

12 月 25 日，迭进 24 剂，诸症豁然，心前区痛十余天未发，然仍短气。予以上方加炒苏子 12g，黄芪 20g。

1974 年 2 月 5 日，经上方治疗，诸症若失。近因感冒，复感胸闷，并伴咳嗽、咯血。X 线胸透示支气管感染。舌淡，苔白腻，脉浮虚。治以益气养心，佐以润肺止咳之味。

处方：沙参 30g，麦冬 12g，杏仁 10g，瓜蒌 12g，茯苓 12g，橘红 12g，远志 10g，柏子仁 15g，炙冬花 10g，炙百部 12g，炙紫菀 10g，炙甘草 12g。水煎服。

2 月 25 日，诸症悉除，查心电图正常。因素体脾胃虚弱，纳食呆滞，故予《金匮要略》之人参汤（人参、甘草、干姜、白术），以枢转中州，调理脾胃。

按语：《诸病源候论》云："寒气客于五脏六腑，因虚而发，上冲胸间，则胸痹。"此案患者因脾肾阳虚，内生寒湿，故胸阳不振、心脉痹阻而致胸痹，见心前区痛，胸闷憋气诸症。急宜益气养心、化瘀通络之法，故吉忱公立"人参琥珀汤"。主以人参大补元气；辅以琥珀活血化瘀、安神宁心；佐以三七祛瘀血而安新血，且前人有"一味三七，可代《金匮》之下瘀血汤，而较用下瘀血汤尤为稳妥也"之论。因患者伴有胸闷憋气、动则喘促、咳痰清稀之候，故合入《金匮要略》之瓜蒌薤白白酒汤，以通阳散结，豁痰宽胸；桂枝、炙甘草，名桂枝甘草汤，乃辛甘化阳之伍，以振奋胸阳；"一味丹参散，功同四物汤"，伍桃仁、红花，乃养血活血之用。此案妙在加用酒元胡一味，公谓"元胡辛苦而温，具辛开苦降之功，既入血分，又入气分，既能行血中之气，又能行气中之血，借以酒制，引药上行，故为心脉瘀阻之胸痹必用之药"。方中加柏子仁，以其甘平之性而养心肾，安神定惊；远志养心安神，祛痰止咳；龟甲味咸甘性平，入肾、心、肝经，具补心益肾柔肝之功，以成养肝肾、益心脉之治。诸药合用，共奏益气养心、化痰通瘀之功，故送进24剂，而收效于预期。

人参汤，乃《金匮要略》为中焦阳气衰弱之胸痹证而设方。本案作愈后之治，乃补中助阳，缓救其本虚之谓也。

5. 健脾益气通脉汤

方由红参、茯苓、白术、白芍、瓜蒌、薤白、川芎、当归、桃仁、红花、姜黄、泽泻、牛膝、降香、黄芪、香附、炙甘草、大枣、生姜组成。以其健脾益气、理气活血、通脉蠲痹之功，以疗胸痹。

验案

陈某，女，48 岁，干部。1974 年 10 月 18 日初诊。

患者头痛眩晕 1 年余，胸闷气短，左侧胸膺部有隐痛，牵及肩胛后背，左上肢时有麻木，夜间加剧，双下肢时有浮肿，四肢痛，晨起上眼睑浮肿，脐下腹部肿如悬囊，按之疼痛，月经自 7 月至今未来，带下味臭，食欲尚可。血压：120/84mmHg。舌淡苔薄白，脉沉涩，双尺弱。

证属心气亏虚，心营不畅。治宜益心荣脉，宣通心营。予健脾益气通脉汤调之。

处方：红参10g，茯苓15g，白芍12g，瓜蒌15g，薤白10g，柴胡10g，白术12g，桃仁10g，红花10g，姜黄10g，泽泻12g，当归15g，牛膝12g，降香10g，黄芪30g，香附15g，炙甘草10g，生姜3片，大枣4枚。水煎服。

11月6日，服药10剂，胸痛、头痛减轻，胸腹仍胀满，四肢仍痛，守方继服。

11月17日，服药10剂，诸症悉减，六脉沉细。予以原方佐生脉饮、丹参、川芎、地龙等益气复脉，养血通脉之味。

处方：黄芪30g，桂枝10g，白芍10g，当归12g，川芎12g，丹参20g，地龙10g，淫羊藿10g，桃仁12g，红花10g，红参10g，麦冬30g，五味子12g，白术12g，茯苓12g，陈皮10g，枳实10g，黄精15g，瓜蒌10g，姜黄10g，牛膝10g，炙甘草10g，生姜3片，大枣4枚。水煎服。

12月9日，续服15剂，欣然相告：诸症若失，病臻向愈。予以红参10g，麦冬20g，五味子10g，丹参20g，三七6g。水煎做饮长期服之，以益气养阴，活血通脉为治。

按语：《素问·痹论》云："心痹者，脉不通。"《素问·脏气法时论》云："心病者，胸中痛，胁支满，胁下痛，膺背肩胛间痛，两臂内痛。"《灵枢·厥病》云："厥心痛，与背相控。"由此可见，本案患者之病证，为"心病者""心痹者""厥心痛",即胸痹也。考其"头痛眩晕""胸闷短气""浮肿""脉沉涩而弱,双尺较弱,舌淡苔白薄",乃脾肾阳虚,痰浊中阻,阴寒凝滞之证。故有瓜蒌薤白白酒汤、泽泻汤之用,以治其标。脾失健运,而生痰浊,故方中主以四君子汤以健脾益气而荣心脉,当归补血汤以补心营,以治其本。吉忱公综众方之效,而立"健脾益气通脉汤"。他药桃红、姜黄、降香、香附,乃理气活血、通脉导滞之味,以解痹痛。三诊时,诸症悉减,然脉仍沉细,而有生脉饮合丹参饮之益气养阴、养血复脉之治。

此案之治,吉忱公首诊予健脾益气,豁痰开结之剂以除内生之寒湿。二诊时予和营卫,健中州之剂,乃"人以胃气为本"之谓也。于是在攘邪安内之治的基础上,三诊时处方予以复脉之治,而病臻痊愈。此即《素问·阴阳应象大论》"治病必求于本"也。

附注:家父吉忱公尚有"益元生脉饮",治疗老年人冠心病之用方。惜未留案。该方由《类证治裁》之"生脉补精汤"(人参、麦冬、五味子、熟地黄、当归、鹿茸),加丹参、地龙、龟甲而成。

九、肺痈

苇茎消毒饮

方由芦根、薏苡仁、桃仁、冬瓜仁、葶苈子、鱼腥草、穿心莲、金银花、野菊花、蒲公英、紫花地丁、天葵子、桔梗、生甘草、生姜、大枣组成。以其清热利湿、活血祛瘀、排脓解毒之功，而为疗肺痈之良方。

验案

赵某，女，37岁，教师。1975年7月6日初诊。

患者于前天发热39.3℃，咳喘不得卧，咳嗽痰黏，不易咯出，咳则胸满痛，继而咽干咯黄脓样腥臭痰。X线胸片示肺右上叶后段肺脓肿。理化检查示：白细胞总数 17×10^9/L，中性粒细胞0.84，舌红，苔薄黄，脉滑数。

证属外感风热之邪，热毒郁肺，血败肉腐而成肺痈。治宜清热化痰，活血排脓。予以苇茎消毒饮化裁。

处方：芦根30g，薏苡仁15g，桃仁12g，冬瓜仁30g，葶苈子15g，鱼腥草30g，穿心莲15g，金银花30g，野菊花

15g，蒲公英 30g，紫花地丁 30g，天葵子 10g，桔梗 12g，生甘草 10g，大枣 12 枚，生姜 3 片。水煎服。

7 月 12 日，身热已退，咳痰腥臭味已减，胸满痛已缓。效不更方，原方加杏仁 10g，续服。

7 月 18 日，咳嗽未作，胸闷痛、咳痰亦除，X 线胸片示肺脓肿已吸收，白细胞总数：$7.2 \times 10^9/L$，中性粒细胞 0.6。舌苔薄黄，脉弦细。予桔梗甘草汤清热化痰、润肺利膈之小剂，以固疗效。

按语："肺痈"一证，《金匮要略·肺痿肺痈咳嗽上气病脉证治》记云："咳即胸中隐隐痛，脉反滑数，此为肺痈，咳唾脓血。"对其发病之因，有"风伤皮毛，热伤血肺。风舍于肺，其人则咳，口干喘满，咽燥不渴，多唾浊沫，时时振寒。热之所过，血为之凝滞，蓄结痈脓，吐如米粥"之记。其治，《金匮要略》有"肺痈，喘不得卧，葶苈大枣泻肺汤主之""《千金》苇茎汤，治咳有微热，烦满"之记。故吉忱公有清热化痰、活血排脓之治，有"苇茎消毒饮"之施。方用葶苈大枣泻肺汤合《千金》苇茎汤、《医宗金鉴》之五味消毒饮加味，乃吉忱公为肺痈病之立方。盖因浊唾涎沫壅阻于肺，气机不畅，咳喘不得卧，故有葶苈大枣泻肺汤之用，以开泄肺气，俾肺中壅胀得解；苇茎汤中之苇茎（芦根），以其清肺泻热之功，以除咳吐腥臭脓痰之症；薏苡仁、冬瓜仁清热利湿，以下气燥湿排脓；桃仁以其活血祛瘀之功，而行化腐生新之用。五味消毒饮中金银花、紫花地丁、野菊花、天葵子、蒲公英5味，均为清解湿热火毒之常药；桔梗、甘草，《伤寒论》名桔梗汤，以治少阴病，咽痛者，《金匮要略》名桔梗甘草汤，为治肺痈之剂，伍之鱼腥草、穿心莲，功于排脓解毒；生姜味辛苦，辛开苦降，宣肺止咳。故诸药合用，则肺清毒解，而肺痈以愈。

肺痈、肺痿、咳嗽，药用甘草，《伤寒论》少阴病篇有甘草汤、桔梗汤之用。《金匮要略·肺痿肺痈咳嗽上气病脉证治》篇除有桔梗汤之治外，尚有《千金》甘草汤、《千金》生姜甘草汤之用。《神农本草经》谓甘草"味甘，平"，有治"五脏六腑寒热邪气"及"解毒"之功。张锡纯谓"甘草为疮家解毒之主药，且其味至甘，得土气最浓，故能生金益肺，凡肺中虚损糜烂，皆能愈之，是以治肺痈便方"。故吉忱公谓："一味甘草汤，实肺痈、肺痿、咳喘诸病必用之药。生用偏凉，功于清热解毒；炙用性温，长于益气补虚。"故本案之用为生甘草。

十、肺胀

1. 四君枳桂汤

方由红参、白术、茯苓、柏子仁、麦冬、枳壳、桂枝、厚朴、木香、浙贝母、橘红、菖蒲、瓜蒌、薤白、三仙、当归、白芍、炙甘草、生姜、鲜芦根组成。以其健脾益气、养阴生津、温阳化饮、宽胸除胀、活血通脉之功，而为疗肺胀之治方。

验案

王某，女，32岁，莱西人。1981年1月9日初诊。

患者两颧潮红，面色赤紫，口唇发绀，气短不足以息，面浮肿，胸脘痞满滞闷，纳呆，恶寒，乏力，舌暗苔白，脉沉细。

证属心阳衰竭，肺气不宣，气血失运，浮阳上越之肺胀（肺心病）。予四君枳桂汤化裁。

处方：红参10g，沙参15g，白术15g，茯苓15g，柏子仁30g，麦冬30g，枳壳10g，桂枝10g，厚朴6g，木香10g，浙贝母 10g，橘红 10g，菖蒲 10g，瓜蒌 30g，薤白 10g，三仙各 10g，当归 12g，白芍 15g，炙甘草 10g，生姜 3 片，鲜芦根 10g。4 剂，水煎服。

1 月 13 日，服药后症状大减，呼吸急迫已缓，纳亦振，原方去浙贝母，加制杏仁 10g，五味子 15g。5 剂，水煎服。

2 月 28 日，药后患者身体状况良好，呼吸均匀，体健有力，舌淡红，苔薄白，脉沉。因器质性病变尚存，故予以健脾化饮，益气养心之剂以固疗效。

处方：红参 30g，白术 12g，茯苓 12g，猪苓 12g，桂枝 9g，泽泻 12g，陈皮 10g，木香 10g，柏子仁 12g，车前子 15g（包煎），木通 9g，滑石 20g，琥珀 3g，白茅根 20g。水煎服。

按语：肺胀，多系慢性肺系疾病迁延失治，导致肺气胀满，不能敛降之证。此案患者因肺气虚、宣发肃降之功失司而见诸症，久之导致气阴两虚，又见阴虚火旺之候。故首治予以四君子汤益脾阳化痰饮，佐以《金匮要略》枳实薤白桂枝汤（枳实、厚朴、薤白、瓜蒌、桂枝）、桂枝生姜枳实汤（桂枝、生姜、枳实）以通阳开结。枳实行气峻烈，故以枳壳代之，吉忱公名其方曰"四君枳桂汤"。药加菖蒲、木香宽胸除满；伍橘红、浙贝母、鲜芦根以化痰散结；沙参、麦冬、柏子仁养阴生津，则心肺得滋，浮阳上越之证得息，而颧潮、面赤之症可解；当归、白芍养血活血通脉，则口唇发绀之候可除；焦三仙之用而纳呆陈疾亦解。诸药合用，繁杂之候得除，故复诊时有"服药后症状大减，呼吸急迫已缓，纳亦振"之笔录。去浙贝母加五味子，乃寓《内外伤辨惑论》益气养阴之生脉饮、《金匮要略》化饮除满之苓甘五味姜辛汤之意。故三诊时，诸症悉除，予四君子汤合五苓散利尿渗湿、理气和胃等药，做常规服用，虽不能根除其顽疾，然可扶正而防其病作。

2. 橘红宣肺汤

方由橘红、沙参、麦冬、炒苏子、瓜蒌、薤白、木香、党参、白术、茯苓、桑椹子、焦山楂、苍术、竹茹、制杏仁、生白芍、甘草、生姜、大枣组成。以其宣肺豁痰、生津润燥、健脾益气、宽胸利膈之功，以治肺胀喘息。

验案

武某，男，50岁，某厂干部。1974年10月25日初诊。

患者9月份开始头胀眩晕，心悸，睡眠不好，食欲不振，下午加重，胸闷气短喘息。既往有慢性支气管炎合并肺气肿、慢性肝炎史。舌质赤绛形胖，苔微黄腻，脉沉弱无力。血压：130/85mmHg～110/70mmHg。实验室检查示：肝功正常，正常范围心电图。

证属肺气不宣，心营瘀滞，痰湿壅滞。治宜宣肺豁痰，润燥和营。予橘红宣肺汤调之。

处方：沙参15g，麦冬15g，炒苏子10g，瓜蒌15g，薤白10g，木香10g，党参30g，白术15g，茯苓12g，桑椹子

15g，焦山楂 15g，苍术 10g，竹茹 10g，杏仁 12g，橘红 12g，生白芍 10g，甘草 10g，生姜 3 片，大枣 4 枚。4 剂，水煎服。

10 月 30 日，服药后，睡眠尚可，痰少，胸闷减轻。予以健脾益气，宣肺豁痰，宁心安神之治。

处方：党参 30g，白术 15g，茯苓 12g，炒枣仁 30g，远志 10g，杏仁 12g，瓜蒌 15g，薤白 10g，苏子 12g，焦山楂 15g，橘红 12g，当归 15g，白芍 10g，合欢花 15g，柏子仁 12g，竹茹 10g，甘草 10g，生姜 3 片，大枣 4 枚。4 剂，水煎服。

11 月 27 日，续服中药二十余剂，药后眩晕、头胀、心悸等症大减，仍睡眠不好，多梦。

处方：橘红 12g，川贝 10g，炒苏子 12g，远志 10g，杏仁 10g，黑芝麻 30g，柏子仁 12g，党参 15g，白术 12g，茯苓 12g，生地黄 30g，款冬花 12g，当归 15g，夜交藤 15g，补骨脂 12g，炙甘草 3g，瓜蒌皮 12g，生姜 3 片，大枣 4 枚。4 剂，水煎服。

12 月 4 日，药后诸症豁然，心悸、胸闷、失眠悉减，舌淡苔薄白，脉沉有力。予生脉饮、天王补心丹，以善其后。

按语：《灵枢·胀论》云："肺胀者，虚满而喘咳。"故肺胀是多种慢性肺系疾患迁延不愈之病。此案患者之临床见症尚与咳喘、痰饮、心悸等证有关，故首诊吉忱公予"橘红宣肺汤"。方中寓《金匮要略》之"茯苓杏仁甘草汤"（茯苓、杏仁、甘草），以疗"胸痹、胸中气塞、短气"之症；

因脾虚失运，痰饮内生，故辅以四君子汤、温胆汤、瓜蒌薤白白酒汤，以宣肺健脾，豁痰开结；因舌赤苔黄腻，温燥之药甚多，防其伤津，故有沙参、麦冬、桑椹子养阴生津润燥之伍；药用苏子取其下气消痰之功，俾痰涩壅盛胸闷短气之候可解。

二诊时，诸症悉减，恐麦冬、沙参滞腻，于脾运不利，故去之。三诊时，因其睡眠欠佳，故佐宁心安神之药。此案患者，陈疾多，病机复杂，实属难愈顽疾，故提示临证只要理、法、方、药有序，贵在守方。对于病证众多、病机复杂之疾，如何入手，公谓"医者，治病工也。"并以《太平惠民和剂局方》之语导之："医者必须舍短从长，去繁就简，卷舒自有，盈缩随机，斟酌其宜，增减允当，察病轻重，用药精微，则可谓上工矣。"

十一、不寐

枣仁达郁汤

方由炒枣仁、远志、桑椹子、柴胡、白芍、枳壳、木香、白术、瓜蒌、陈皮、知母、石菖蒲、党参、夜交藤、川芎、龙骨、牡蛎、神曲、炒麦芽、焦山楂、茯神、甘草、生姜、大枣组成。以其透达郁阳、养血安神、清热除烦之功，以为疗不寐之治方。

验案

郝某，女，32 岁，栖霞松山人。1981 年 2 月 7 日初诊。

患者心烦意乱，不寐，纳呆，大便微结，舌淡无苔，脉沉弱无力，余均正常，西医诊为神经衰弱症。

证属枢机不利，肝郁化火，扰动心神。治宜理气导滞、透达郁阳，佐以养血安神、清热除烦。予枣仁达郁汤调之。

处方：炒枣仁 30g，远志 10g，桑椹子 30g，柴胡 10g，白芍 12g，枳壳 10g，木香 10g，白术 12g，瓜蒌 12g，陈皮

12g，知母 10g，石菖蒲 12g，党参 30g，夜交藤 20g，川芎 10g，龙骨 20g（先煎），牡蛎 20g（先煎），三仙各 10g，茯神 10g，甘草 10g，生姜 3 片，大枣 3 枚。水煎服。

3月9日复诊，经治1月，诸症悉减，然仍心烦不得眠。

处方：柴胡 10g，桂枝 9g，龙骨 20g（先煎），牡蛎 20g（先煎），白芍 12g，炒枣仁 30g，桑椹子 30g，磁石 30g，神曲 15g，郁金 10g，党参 15g，白术 10g，茯苓 12g，夜交藤 20g，麦芽 10g，龙胆草 6g，甘草 10g，生姜 3 片，大枣 5 枚，小麦 1 把。10 剂，水煎服。

4月16日，药后睡眠可，心烦、纳呆诸症悉除。为固药效，嘱服天王补心丹。

按语：此案患者，始病时因心情不舒，致枢机不利，肝气郁结，郁久化火，扰动心神而发不寐。胸阳被郁，不能通达四末，而见脉沉弱无力。故吉忱公有"枣仁达郁汤"之施。方中寓《伤寒论》之四逆散以理气导滞，透达郁阳。《素问·至真要大论》云："热淫于内，治以咸寒，佐以甘苦，以酸收之，以苦发之。"对此，成无己注云："枳实、甘草之甘苦，以泄里热；芍药之酸，以收阴气，柴胡之苦，以发表热。"并谓："四逆散以散传阴之热也。"此即四逆散透解郁热，疏肝理脾，以除"心烦不得眠"之理也。以《金匮要略》之酸枣仁汤伍桑椹子、夜交藤、石菖蒲、远志，养血安神，以救其本，并兼清热除烦之功；药加龙骨、牡蛎，乃镇惊安神，以敛"不守舍"之神，尤药用牡蛎，乃"治以咸寒"之谓也。药入瓜蒌，乃清热散结，润肠通便之伍；方入党参、白术，与茯苓、甘草，乃四君子汤之伍，以成健脾和胃之用；陈皮、木香理气导滞，三仙和胃化食，而纳呆之候可解；生姜味辛苦，以其辛开苦降之功，而散结导滞；大枣味酸甘，以成化营血之功，二药相伍，以其辛甘化阳，酸甘化阴之功，则营卫得调，心脉得濡，而心神得宁。故经治月余诸症悉除，病臻痊愈。

十二、痫证

琥珀定痫散

方由琥珀、胆南星、朱砂、蜈蚣、全蝎、僵蚕、天竺黄组成。以其搜风定搐、定惊安神之功，以疗痫证。

验案

荆某，男，6岁，蓬莱人。1982年4月21日初诊。

患者患有癫痫，发作严重时每天有七八次之多，已有半年余。发作时抽搐，眼斜口㖞，约半小时方止。时有狂躁不宁之状，言语不伦，目有斜视，舌苔白，脉弦。

经云："诸风掉眩，皆属于肝……诸暴强直，皆属于风。"此患儿乃肝风内动，心神被蒙，属风痫之证。治宜息风定痫。予琥珀定痫散调之。

处方：琥珀15g，胆南星15g，朱砂9g，蜈蚣6条，全蝎15g，僵蚕15g，天竺黄15g。共研细末，每次2g，每日3次，用羊角尖煮水送服。

1982年7月12日，家人欣喜告云：经治疗3个月，痫证已愈，神志如常人，求其调养。嘱行小儿推拿法，推板门，清肝经，揉运精宁、咸宁，推四缝，掐五指节等法，以平肝息风、健脾化痰、宁心定搐为用，并佐服磁朱丸。

按语：此患儿发作时神志昏迷，口眼㖞斜，此乃肝风内动，心神被蒙之候，故吉忱公从风痫论治。师《和剂局方》琥珀寿星丸意，而立琥珀定痫散。方中琥珀乃松之余气所结，用之以镇惊安神；天竺黄乃淡竹节孔中泌液所结，主豁痰开窍醒神，共为主药。辅以胆南星豁痰开窍醒神；蜈蚣、全蝎、僵蚕止痉定搐；一味朱砂，甘寒质重，寒可清热，重可镇怯，乃镇心清火、定惊安神之药。诸药合用，以成息风定痫之治，而收效于预期。

此患者乃肝风内动之候，取源于松之琥珀，竹之竺黄，乃育阴息风潜阳之药；三虫以血肉有情之物，而搜风定搐；及胆汁制南星者，取猪胆汁清胆凉肝为用。吉忱公谓诸药以情理入药也，并以清·邹澍《本经疏证》语解之："凡药之为物，有理焉，有情焉。理者物之所钟，情者物之所向，而适与病机会者也。"

十三、胃脘痛

1. 疏肝降气汤

方由柴胡、枳壳、制白芍、川芎、香附、沉香、砂仁、元胡、川楝子、青皮、陈皮、炙甘草组成。以其疏肝和胃，降逆止呕，理气止痛之功为治胃脘痛之良方。

验案

张某，男，38岁，工人。1975年5月21日初诊。

患者既往有慢性胃炎史，3日前因生气上火后，即刻进食，当即感胃脘部不适，胀闷疼痛，继而胁肋疼痛，并伴有恶心呕吐，呕吐物为胃内容物。服土霉素、小檗碱等药，未见好转，遂求中医治疗。查舌红苔黄，脉弦。

证属肝气郁结，横逆犯胃而致胃脘痛。治宜疏肝理气，和胃导滞。予疏肝降气汤调之。

处方：柴胡12g，枳壳10g，制白芍15g，川芎10g，香附12g，沉香10g，砂仁10g，元胡10g，川楝子6g，青皮10g，陈皮10g，炙甘草10g。水煎服。

5月27日，服药5剂，胃脘痛、胁胀、恶心呕吐诸症若失，效不更方，仍守方续服。

6月2日，续服药5剂，诸症悉除，病臻痊愈。予以香砂养胃丸续治之。

按语：《灵枢·邪气脏腑病形》云："若有所大怒，气上而不下，积于胁下，则伤肝。"此案患者素有胃病史，今因情志不舒，致肝气不得疏泄，横逆犯胃，胃气不降而发。方中实寓《伤寒论》之四逆散（柴胡、枳实、白芍、甘草）调达气机，养血柔肝，俾肝"体阴而用阳"之质得复；香附理气；川芎导滞。诸药合用，则枢机得调，升降有序，肝气得舒，胃气得和而愈疾。为增其理气止痛之功，故吉忱公合入沉香降气散。因《和剂局方》之方（由沉香、甘草、砂仁、香附组成）降气之力尚可，而理气止痛之功稍逊，故选用《张氏医通》之方。药由《局方》之方加金铃子散而成。验诸临床，大凡胃脘痛用《局方》之方足可，若脘痛胁痛并见，当用《张氏医通》之方。本案处方入青、陈皮者，以增理气健脾、散积化滞之功，以解胃脘胀闷疼痛之候。二方加味，吉忱公谓方名曰"疏肝降气汤"。经云："怒伤肝。""怒则气上。"本案病发脘痛之因，在于一个"怒"字，故以疏肝理气为治疗大法，因寓有《伤寒论》四逆散疏肝和胃，透达郁阳之用。此即吉忱公"理必《内经》，法必仲景"之谓也。

2. 苓桂四逆散

方由茯苓、桂枝、柴胡、枳壳、白芷、杏仁、香附、橘红、瓜蒌、麦冬、海螵蛸、制白芍、乌药、甘松、广木香、薄荷、甘草、生姜、大枣组成。以其调达枢机、理气导滞、健脾和胃、温阳化饮之功，为胃脘痛之治方。

验案

姜某，男，46岁，莱阳人，农民。1968年1月10日初诊，时值古历丁未年腊月十一日。

时于2004年，余接诊一皓首消瘦老人，见余即双目流泪，甚异之。盖因感吉忱公愈疾之恩，故感而涕泪下，继而出示一纸处方，乃吉忱公之诊籍。

患者既往有胃炎、十二指肠溃疡、慢性胆囊炎、胸膜粘连肥厚，诸医诊治罔效，苦不堪言。主诉胃脘胀痛连胁，嗳腐吞酸，胁肋胀满，胸闷，短气不足以息，时有微咳，咳吐浊唾涎沫，伴有头痛目眩，纳呆食少，大便不爽。吉忱公诊毕，谓侍诊之医：舌苔薄白，示胃气未衰；脉沉细示脾肾阳虚；脉兼弦，乃肝脉旺，必有肝胃不和之证。其治当健脾和胃，疏肝解郁，佐以宽胸理气，温阳化饮。患者"久病成医"，故吉忱公课徒之语，患者牢记于心，36年后记忆犹新，而追忆之。

因其带钱不多，故吉忱公仅予2剂：柴胡三钱，桂枝二钱，白芷三钱，枳壳三钱，茯苓三钱，杏仁三钱，香附三钱，橘红四钱，瓜蒌三钱，麦冬三钱，海螵蛸五钱，制白芍三钱，乌药三钱，甘松三钱，广木香三钱，薄荷二钱，甘草三钱，生姜三片，大枣四枚。2剂，水煎服。

药后诸症悉除，然仍有头痛目眩之候。故原方去白芍、乌药，加菊花一味，即有二诊之处方：柴胡三钱，白芷三钱，桂枝二钱，枳壳三钱，茯苓三钱，杏仁四钱，香附三钱，橘红四钱，瓜蒌三钱，麦冬三钱，海螵蛸五钱，菊花三钱，甘松三钱，广木香三钱，薄荷二钱，甘草三钱，生姜三片，大枣四枚。2剂，水煎服。

续服2剂，诸症若失，病臻痊愈。因家庭经济困难，又有往返城乡之不便，未有痊后之调治。此后30年间，每因情志或饮食所伤，而旧疾复发，即照方服用2剂即解。今来求诊，并献方，以记吉忧公愈疾之恩。

按语：此案之患者，患多种慢性疾病，均为经年陈病顽疾。因患者经济困难，又不能系统治疗，故有此特殊治疗过程。

研读该方案，乃"苓桂四逆散"之治案。方中以柴胡、枳壳、白芍、甘草，乃《伤寒论》四逆散之用，以调达枢机，理气导滞，治肝胃不和诸症；香附、乌药、甘草，乃《局方》之小乌沉汤，温经理气导滞，以治脘腹胸胁疼痛之疾；桂枝、白芍、甘草、姜、枣，名桂枝汤，以其和营卫，调气血，以安和五脏；桂枝合枳壳、瓜蒌诸药，乃《金匮要略》之枳实薤白桂枝汤之意，以治"胸痹心中痞，留气结在胸，胁满"之候；茯苓合桂枝、甘草、大枣，乃《金匮要略》之苓桂甘枣汤，以其通阳行水、培土制水之功，化痰饮以治"胁肋胀满，胸闷，短气不足以息"之症。

甘松，甘温，入脾胃二经，既不燥热，亦不腻滞，有温胃止痛之功，且具芳香之性，能开胃醒脾。《本草便读》谓其能"医胃腑之寒疼""散脾家之郁结"，故此药为吉忱公治胃脘痛之常用药。白芷，具辛温之性，为足阳明经引经药。《本草便读》谓其"为胃经之表药，祛寒燥湿味辛温，宣肺部之风邪，散肿排脓功达遍"。故吉忱公以其行气止痛之功，而用于胃痛、头痛之疾。盖因脾主运化，喜燥而恶湿；胃主受纳，喜润而恶燥，大凡脾胃虚弱而致肠胃疾病，吉忱公多用之。又因白芷为阳明经之引经药，以其甘辛温芳香之性，而清胃肠经之湿浊，吉忱公又以白芷辛温健脾燥湿之性以除胃家郁滞之湿浊。甘草以其甘平喜润之性以缓胃肠挛急之痛。二药相伍，公名"甘白饮"（入散剂名"甘白散"），为胃脘痛、腹痛必用之药。木香，以其味苦辛性温之质，而入脾、胃、大肠、三焦经，《本草便读》谓其"燥脾土以疏肝，香利三焦破气滞，味苦辛散寒逆，温宣诸痛解寒凝"。故凡胸腹气滞胀痛，消化不良，食欲不振，呕吐泛哕之证，吉忱公多用之。海螵蛸以其甘咸平之性，具补肾助阳之功，吉忱公以火旺土健之理，而用于脾胃虚弱之胃肠病。橘皮味辛苦而性温，功于健脾和胃，理气燥湿。脾恶湿为生痰之源，故湿去脾健则痰自化,气机通畅,则咳嗽呕恶自止。橘红为橘皮去其内层橘白而成,性较燥烈,功与橘皮相似,以祛痰燥湿为胜。麦冬甘微苦微寒,不仅润肺,且能清心养胃。杏仁苦辛温,入肺、大肠二经,质油润,具润肠通便之功。此案用薄荷,乃取其芳香之气,而理气郁,避秽恶,以治因肝郁不舒所致之胸胁胀闷之证。《本草求真》云:"(甘菊)生于春,长于夏,秀于秋,得天气之清芳……禀金精之正气。其味辛,故能祛风而明目。其味甘,故能保肺以滋水。其味苦,故能解热以除燥。"此案患者,因肝郁时有化火之势,而见"头痛眩",故以其为"甘和轻剂,以平木制火,养肝滋肾,俾木平则风息,火降则热除。"

3. 四君白虎汤

方由党参、白术、茯苓、佛手、知母、石膏、麦冬、牡丹皮、元参、肉苁蓉、鸡内金、神曲、炒麦芽、甘草组成。以其健脾和胃、理气导滞、润燥除烦、消食磨积之功,以疗暑病气津两伤,而治胃失濡养之胃脘痛。

验案

姜某,男,42岁。1982年8月7日初诊。

患者平素脾胃虚弱,1周前患暑令感冒,经治体温正常。然仍烦躁口渴,汗出,胃脘当心而痛,纳食呆滞,大便干。舌红,苔黄白相间,脉弦数。

证属暑病气津两伤，热邪伤及阳明，胃失濡养而致胃脘痛。予四君白虎汤。

处方：党参 20g，白术 12g，茯苓 10g，佛手 10g，麦冬 12g，石膏 30g（先煎），知母 10g，牡丹皮 10g，元参 20g，肉苁蓉 15g，鸡内金 10g，神曲、麦芽各 10g，甘草 10g。水煎服，粳米粥佐服。

8 月 13 日，服药 5 剂，药后诸症悉减，胃脘微痛。予以石膏减半量继服。

8 月 20 日，续服中药 5 剂，诸症悉除。予以竹叶、石斛各 10g，粳米 20g，小麦 20g。前二药煎汁熬麦米粥，为预后之施。

按语：此案实乃暑温失治，足阳明胃经气津双伤，胃失濡养，气机不畅而致烦躁、口渴、胃脘痛诸候，故而吉忱公有"四君白虎汤"之治。盖因患者脾胃虚弱，故方中予以四君子汤健脾益气，此乃"人以胃气为本"之谓也；热伤阳明，故予《伤寒论》之白虎汤佐麦冬、竹叶、芍药。原方中有半夏，因与证不利，故去之。方加元参、肉苁蓉，以佐麦冬增其润燥除烦之功；入牡丹皮，以其苦辛寒之性，以清阴分之伏火，则阳明经热邪得消，则胃阴自救，胃热得清；然胃纳之功须扶，故药用鸡内金、焦三仙，共成消食磨积之功，而疗食积；方用佛手，以其清香之气，醒脾开胃，化浊燥湿，疏肝理气，则胃痛可解。诸药合用，阳明之热得解，暑湿之气得清，脾胃得健，而暑热伤胃之证得除，病臻痊愈。

4. 乌沉异功散

方由乌药、党参、炒白术、茯苓、陈皮、制白芍、郁金、木香、青皮、枳壳、山药、地榆、紫参、当归、川楝子、香附、炙甘草、生姜、大枣组成。以其益气健脾，调中快膈，和胃降逆，理气止痛之功为治。

验案

吴某，男，42 岁，平度人。1974 年 9 月 26 日初诊。

患者形体消瘦，精神萎靡不振，既往有慢性胃炎、胃下垂、慢性结肠炎史。近因"生气上火"，加之食用生冷食物而致胁肋胀痛，脘腹痞满。伴腹泻、腹痛，嗳气频作，纳食呆滞，烦满不得引饮，舌淡红，苔厚腻，脉沉弦而细。

证属脾胃虚弱，传化失常；因食生冷，阻滞肠胃；七情所伤，肝气犯脾。治宜益气健脾，和胃化浊，抑肝扶脾，理气止痛。予乌沉异功散化裁。

处方：党参 30g，炒白术 12g，茯苓 12g，陈皮 10g，制白芍 15g，郁金 12g，木香 10g，青皮 10g，枳壳 10g，乌药 10g，山药 15g，地榆 12g，紫参 15g，当归 15g，川楝子 10g，香附 12g，炙甘草 10g，生姜 3 片，大枣 4 枚。水煎以麦粥佐服。

10 月 2 日，服药 5 剂，胁肋脘腹痛悉除，脘腹胀满、大便溏泄亦减，纳谷渐馨。舌苔薄白，脉沉微弦。原方去小乌沉汤予之。

10 月 8 日，续服 5 剂，诸候豁然，病臻痊愈。

处方：党参 15g，炒白术 12g，茯苓 12g，陈皮 10g，枳壳 10g，制白芍 12g，紫参 15g，地榆 15g，炒山药 12g，乌梅 10g，炙甘草 10g，炮姜 6g，大枣 10g。水煎温服，每日 1 剂。

1975 年 2 月 26 日，患者来院，见其形体丰腴，神情愉悦，并欣言相告：服用三诊之方 60 剂，X 线钡餐示：全消化道无异常。予以蜀脂饮，以善其后：黄芪 10g，炙甘草 4g，水 1 升，煎三分减一分，温饮之。

按语：此案患者素体脾胃虚弱，运化失司，传化无常，故有脘腹痞满、纳呆、泄泻诸症。此时因食生冷、"生气上火"，而病情加重，故有"乌沉异功散"之施。方中主以钱乙《小儿药证直诀》之异功散以治其陈疾。方由四君子汤合陈皮而成，四君子汤主以益气健脾调中，此案之用陈皮，其味辛性温，主入脾肺，调中快膈，导痰消滞，利水破结，宣五脏，理气燥。其妙诚如《本草求真》所云："同补剂则补，同泻剂则泻，同升剂则升，同降剂则降，各随所配，而得其宜。"故同人参、白术、山药、甘草则补则升，则脾之气得益；同白芍、牡甘草，则益阴缓急，诸痛可解；同青皮、木香、香附、乌药，理气降逆，则胀满可除；同枳壳导下除滞，则积食秽浊可泻。方中入白芍、枳壳代枳实，以麦粥佐服，乃《金匮要略》之枳实芍药散意；方伍当归、川楝子，以理气导滞，和血止痛，和胃安中，以治"腹痛烦满不得卧"之候；辅以《局方》小乌沉汤（香附、乌药、甘草、木香、郁金），以理气达郁之功，而除胸腹胀痛之症；佐以《金匮要略》之紫参汤（紫参、甘草）合地榆、山药；以司脏腑气化之功，而清热燥湿，缓急止痛。方用川楝子者，以增其行气止痛之功，而愈胸胁脘腹之痛；大枣、生姜以司升降、和营卫之功，以达健中之治。诸方诸药合用，故5剂而诸症豁然。因痛止胀除，故二诊时去小乌沉汤而守方继服。续5剂病臻痊愈。故有守法继服之处方。

蜀脂，即黄芪也。蜀脂饮乃唐·王冰之方，谓有"长肌肉，利心肺"之功。黄芪为"补气诸药之最，是以有耆之称"；甘草"调和诸药有功，故有国老之号"，故二药相须为用，益气健中，实补后天之本也。

十四、食道痛

凉膈化肝煎

方由黄芩、栀子、大黄、芒硝、薄荷、青皮、陈皮、白芍、牡丹皮、浙贝母、连翘、竹茹、当归、生地黄、木香、佛手、蒲公英、甘草、生姜、大枣组成。以其清热解毒，润燥通便，疏肝泻火，宽胸利膈，理气止痛之功而疗食道痛。

验案

李某，男，35 岁，某部队干部。1974 年 11 月 14 日初诊。

1974 年 3 月初，患者来本院经 X 线拍片诊为食道下段溃疡。3 月 21 日在原济南军区总医院做食道镜检查，诊为食道炎。1974 年 5 月在 144 医院住院治疗 5 个月。后去 145 医院住院 2 个月，未见显效。近来胸脘痞满刺痛，食时则痛剧，现食或不食均有烧灼感，气逆上冲，咽燥舌干涩，双肩及背部麻木酸痛，大便燥结。舌胖，质淡，苔黄腻，脉沉涩而弱。

证属热郁胸脘，气血阻滞。治宜清热散郁，调和气血。予以凉膈化肝煎调治之。

处方：黄芩 10g，栀子 12g，大黄 10g，芒硝 12g，薄荷 3g，青皮 10g，陈皮 10g，浙贝母 12g，连翘 12g，竹茹 10g，当归 15g，生地黄 30g，牡丹皮 10g，木香 10g，佛手 10g，白芍 12g，蒲公英 30g，甘草 10g，生姜 3 片，大枣 4 枚。水煎服。

11 月 26 日，服药 8 剂后，诸症悉减，然仍感胸闷痛，脉沉弱无力，舌淡苔白薄。上方去芒硝，加香附 12g，郁金 12g，乌药 10g。水煎服。

12 月 12 日，服药 2 周，饮食后食道、胸脘灼痛感悉去，尚见胸闷，调方如下：

处方：青皮 12g，陈皮 10g，郁金 10g，牡丹皮 10g，茯苓 12g，当归 15g，丹参 30g，白芍 12g，木香 10g，蒲公英 30g，佛手 10g，栀子 10g，浙贝母 10g，竹茹 10g，甘草 10g。水煎服。

12 月 30 日，患者欣然相告：续服中药 2 周，诸症悉除，复经济南军区总医院检查食道炎已愈。予四白三七散：白及、白薇、白蔹、白术各 200g，三七 50g，共研细末，每日 3 次，每次 6g，温水冲服，乃愈后之调。

按语：明·李中梓云："胃脘痛，今呼心痛也，其在蔽骨之下，所谓胃脘当心而痛。"而本案患者为食道炎，病在蔽骨之上，故不当以胃脘痛论之。《金匮要略·胸痹心痛短气病脉证治》记云："胸痹之病，喘息咳唾，胸背痛，短气。"《圣济总录》云："胸痛者，胸痹痛之类也。"故本案又非胸痹、胸痛之病。清·孙德润《医学汇海》云："赤膈者，胸赤肿痛也……因胸膈赤肿，故名赤膈。"故本案又非赤膈。《难经·四十四难》对消化道有"七冲门"之记，而食道位于会厌吸门，胃之贲门之间，且本案之病为食道下段溃疡，痛位胸膈，故吉忱公谓中医可称"胸痛"或称"食道痛"。

此案之病机，乃上焦郁热，中、下焦燥实之证，故吉忱公有"凉膈化肝煎"之施。方中予以《局方》之凉膈散（川军、朴硝、甘草、栀子、连翘、黄芩、薄荷、竹叶）易汤，以成清热解毒、泻火通便之效；因尚见"胸部有刺痛"，乃肝气郁结，日久化火，火灼食道之证，故方中又予《景岳全书》化肝煎（青皮、陈皮、白芍、牡丹皮、泽泻、栀子、浙贝母）以疏肝泄热。故三诊时，因证符、法准、方对、药效，而诸症悉减。为防复发，故四诊时，予"四白三七散"调之。

十五、腹痛

益气阳和汤

方由熟地黄、桂枝、炮姜、麻黄、鹿角胶、三棱、莪术、鸡内金、香附、夏枯草、赤灵芝、红参、黄芪、浙贝母、甘草组成。以其益气养血，温阳解凝，化瘀散结之功为治。

验案

丁某，女，34 岁。1974 年 11 月 4 日初诊。

患者既往有肺结核病史，腹部平片见有钙化影，病理检查诊为肠系膜淋巴结结核。症见禀赋不足，形体羸瘦，肌肤甲错，面色无华，形寒肢冷，腹部痞满胀痛。舌淡红，苔薄白，脉沉细。

证属血虚寒凝，气化失司，瘀毒凝结。治宜益气养血，温阳解凝，化瘀散结。予益气阳和汤化裁。

处方：熟地黄 30g，桂枝 6g，炮姜 3g，麻黄 3g，鹿角胶 10g（烊化），三棱 6g，莪术 6g，鸡内金 9g，香附 12g，夏枯草 10g，赤灵芝 15g，红参 10g，黄芪 30g，浙贝母 10g，甘草6g。水煎服。

服药 10 剂，腹痛悉减。原方加白芥子 10g，茯苓 20g。3个月复查肿块消失，肌肉丰腴，体质健壮，恢复体力劳动。

按语：肠系膜淋巴结结核，多因"里寒痰凝，而成癥结"，属中医学"腹痛""癥瘕"的范畴。此案应用阳和汤（熟地黄、肉桂、麻黄、鹿角胶、白芥子、姜炭、生甘草）治疗，即"解寒而毒自化"之义。方加红参、黄芪，名参芪汤，大补元气；赤灵芝《神农本草经》以其"益心气""补中"之功，而主治"虚劳"之证，与黄芪相伍，名芪灵汤。三药共用，为扶正祛邪之良药。三棱、莪术有活血通脉之用；香附、夏枯草、浙贝母、鸡内金，乃理气导滞，软坚散结之治。诸药辅之阳和汤，方名"益气阳和汤"，以成温阳散寒，化痰解凝，通脉散结之功，而腹痛癥结得解。

此案以西医诊断，以中医辨证施治，主以温阳化气之法，而解阳虚阴寒之证。其理，诚如恽铁樵《群经见智录》所云："西医之生理以解剖，《内经》之生理以气化。"

十六、泄泻

培中泻木汤

方由炒白术、制白芍、陈皮、防风、茯苓、吴茱萸、炮姜、紫参、生甘草、荷叶组成。以其培中泻木之法以治伏气飧泄。

验案

于某，女，56 岁，栖霞县干部。1972 年 6 月 27 日初诊。

患者素体尚健，身无不适。自入夏以来，遂感四肢沉重，1 周前腹泻，肠鸣，完谷不化，大便溏薄，伴胁肋不适，每因恼怒或情绪激动时，则腹痛腹泻，四肢不温，舌淡红，苔薄白，脉双关弦而缓，余脉沉细。

证属伏气飧泄，治宜培中泻木，予培中泻木汤施之。

处方：炒白术 12g，制白芍 10g，陈皮 10g，防风 6g，茯苓 15g，吴茱萸 6g，炮姜炭 3g，紫参 12g，生甘草 6g，鲜荷叶 10g。水煎服。

7 月 3 日，连进 5 剂，腹满、肠鸣、纳呆诸候豁然，大便成形。予以守方续服。

7月10日，续服7剂，诸症悉除，时有腹胀，仍有四肢欠温之症，诊关脉缓，六脉有力。予以《寿世保元》之吴茱萸丸以预后。

处方：大麦芽15g，肉桂15g，吴茱萸30g，苍术30g，陈皮15g，神曲15g。前5味药为细末，神曲糊为丸，三钱重。日3次，每次1丸。

按语：飧泄一词，首见于《内经》，又名飧泄、水谷痢。《素问·阴阳应象大论》云："春伤于风，夏生飧泄。"《素问·风论》云："久风入中，则为肠风飧泄。"《素问·脉要精微论》云："久风为飧泄。"以上经文，均言伤于风邪，必致飧泄。《素问·气交变大论》云："岁木太过，风气流行，脾土受邪，民病飧泄。"乃约言逢天干壬木阳年，岁木太过，风气大行，伤脾而致飧泄之病。《素问·脏气法时论》云："脾病者……虚则腹满肠鸣，飧泄食不化。"意谓飧泄之病，临床可见下利完谷不化之候，乃脾胃虚弱之证。此案谓春伤于风，夏生飧泄者，雷丰谓"此不即病之伏气也"。盖风木之气，内通乎肝，肝木乘脾，脾气下陷，日久而成泄泻。《素问·生气通天论》云："邪气留连，乃为洞泄。"此亦言伏气为病。可见之飧泄、洞泄，皆由伏气使然。二者不同之处，在于飧泄为完谷不化，洞泄为直倾于下。详而论之，雷丰谓飧泄一证，"良由春伤于风，风气通于肝，肝木之邪，不能条达，郁伏于脾土之中，中土虚寒，则风木更胜，而脾土更不主升，反下陷而为泄也。"故《素问·阴阳应象大论》又谓"清气在下，则生飧泄"。所以当春天升发之令而不得发，交夏而成斯证矣。其脉两关不调，或弦而缓，肠鸣腹痛，完谷不消，宜培中泻木法治之，吉忱公名之方曰"培中泻木汤"。

1972年，壬子岁，岁木太过之年，风气大行。且初春初气之主客气又为厥阴风木，此案即"春伤于风"之谓。因其素体尚健，未见不适，风木之气遂成伏气。久之，遂成木郁犯脾，值入夏芒种后，因伏气而发，而成肝木乘脾之证，遂发飧泄。故师雷丰《时病论》"治伏气飧泄"之"培中泻木法"。其方雷丰有如下之解："术、芍、陈、防四味，即刘草窗先生治痛泻之要方，用之为君，以其泻木而益土也；佐苓、甘培中有力；姜炭暖土多功；更佐吴萸疏其木而止其痛；荷叶升其清而助其脾。"吉忱公谓此方实寓时方之"痛泻要方"（白术、白芍、陈皮、防风）、经方之"橘皮汤"（橘皮、生姜）、"吴茱萸汤"（吴茱萸、人参、大枣、生姜）三方之功。而增紫参一味，伍甘草，乃《金匮要略》之紫参汤（紫参、甘草），以紫参苦酸性平之体，而为"下利"之要药。

吴茱萸丸为预后之用，乃健脾和胃、疏肝散寒之伍。此乃吉忱公宗《内经》"不治已乱治未乱"之谓也。

十七、痢疾

1. 芳香化浊汤

药由佩兰、苍术、厚朴、肉豆蔻、茯苓、木香、地榆炭、陈皮、焦山楂、神曲、枳壳、白芍、黄芩、当归、甘草组成。以其清化湿热，祛暑畅中，芳香化浊之功为治。

验案

翟某，女，36岁。1974年7月15日初诊。

伏暑季节闷热，患者经常贪凉。日前自觉腹胀满时痛。近1日来，便下赤白黏冻样便，日7~8次，并感里急后重，纳呆食减，形体消瘦，五心烦热，口苦涩而干，溲赤黄，舌质红绛，苔光剥，脉细。

证属暑湿内蕴，热移大肠。治宜清化湿热，祛暑畅中。予芳香化浊汤调之。

处方：佩兰10g，苍术12g，厚朴12g，肉豆蔻10g，茯苓12g，广木香10g，地榆炭20g，陈皮10g，焦山楂12g，神曲10g，枳壳10g，白芍15g，黄芩10g，当归12g，甘草10g。

水煎服。

7月20日，服药4剂，腹胀、腹痛除，泻下止，小便清，纳食可。守方续服4剂。

7月26日，患者欣然相告：纳谷馨，二便调，心情好。询之是否续服中药，予以保和丸健脾和胃，以顾护胃气。

按语：《诸病源候论·赤白痢候》云："痢而赤白者，是热乘于血，血渗肠内则赤也。冷气入肠，搏肠间，津液凝滞则白也。冷热相交，故赤白相杂。"此论表述了赤白痢之病因病机。其病候，《症因脉治》记云："痢疾之症便下脓血，或赤或白或黄，或三色杂下，里急后重，欲便而不得便，即便而复登厕，逼迫恼人。"表述了痢疾之临床见症。其治，宋·陈自明尚云："大抵治痢之法，虚者补之，实者泻之，滑者涩之，闭者通之，有积者推之，风则散之，暑则涤之，湿则燥之，热则凉之，冷则温之，冷热者调之，以平为期，不可以过，此为大法。"故方中主以佩兰，取其性平味辛，其气清香，能化湿解暑，醒脾和中，因其性较和缓，醒脾化湿之功较好，故多用于湿浊内蕴之泄泻证者；《局方》平胃散（陈皮、苍术、厚朴、甘草）伍山楂、神曲，名楂曲平胃散，以其健脾和胃、消食化湿之功，以疗腹胀、纳呆之候；当归、黄芩、芍药、甘草，为《金匮要略》之当归散，乃为血虚湿热之候而设方，内寓芍药甘草汤，酸甘化阴，而腹痛可解；药用茯苓、肉豆蔻、地榆，渗湿涩肠以止泻，木香理气导滞。诸药合用，仅服用4剂则暑湿得除，热痢得解。吉

忱公谓此案愈病之方，乃宗清·雷少逸《时病论》"芳香化
浊法"而名方也。

2. 紫榆白头翁汤

方由紫参、地榆、白头翁、黄柏、黄连、秦皮组成。以
其清热解毒、凉血止利之功，以治疫毒所致之痢疾。

验案

尉某，女，26 岁，教师。1973 年 8 月 7 日初诊。

患者产后半月，形体羸瘦，诸不足，于 1 周前急发腹
痛，伴里急后重，肛门灼热，痢下脓血，赤多白少，壮热口
渴，渴欲饮水，头痛烦躁诸候。经医院肠道门诊确诊为细菌
性痢疾，服磺胺剂罔效，3 日后请中医会诊，予以中药治疗。
舌红苔黄，脉滑数。

证属疫毒熏灼肠道，耗伤气血，即"热利下重者"之
证。治宜清热解毒，凉血止利。予以紫榆白头翁汤治之。

处方：白头翁 15g，黄柏 12g，黄连 6g，秦皮 12g，地榆
20g，紫参 20g。水煎服。

服药 1 剂，热解痢止。续服 4 剂，诸症若失。因虑其产
后血虚痢久伤阴，加阿胶 6g（烊化），甘草 6g，续以《金匮
要略》白头翁加甘草阿胶汤服之，续服 10 剂，病臻痊愈。

按语：白头翁汤乃《伤寒论》阳明热利证之用方，方由
白头翁、黄连、黄柏、秦皮组成。本案选用此方，盖因其热

利下重，故药以清热解毒、凉血止痢为法。白头翁一味，《神农本草经》言其能治"寒热……逐血，止痛"；陶弘景谓其能止毒利，故任为主药，并冠汤名。方主以白头翁苦寒清热，凉血解毒；黄柏、黄连清热燥湿，坚阴以厚肠；秦皮凉血止血。诸药合用，共成清热燥湿，凉血解毒之功。《本草纲目》谓地榆"除下焦热，治大小便血证"；紫参为湿热泻痢之要药，加用二药，则清热凉血之功得助，故收桴鼓之效。且二诊时，有甘草之施，与紫参相伍，名"紫参汤"，乃《金匮要略》为治"下利"而设方。故对"热利下重者"吉忱公合二方之用，立"紫榆白头翁汤"。

吉忱公谓："用经方要善师其意，加减要切合病情。"如本案患者，产后气血亏虚，复患热利，病后失治，下利伤阴，故谓"虚极"，故二诊时，以白头翁汤清热止利，加阿胶、甘草养血暖中，《金匮要略》名曰"白头翁加甘草阿胶汤"。该方不但可治产后热利下重之证，尚为阴虚血弱而热利下重之证之用方。

十八、霍乱

治乱保安汤

方由藿香、乌药、木香、苍术、半夏曲、茯苓、苏梗、伏龙肝组成。以其芳香化浊、祛暑除湿、和胃降逆、消痞散结之功，以成治乱保安之施，而为治霍乱之良方。

验案

娄某，男，46 岁，栖东县臧家庄人。1948 年 8 月 2 日初诊。

今日中午，因天气炎热烦闷，患者汲深井之水暴饮，复于客厅之地洒水卧席纳凉，倏尔暴起呕吐下利，腹中大痛，其居为县立医院驻地，急由家人背起来院求诊。刚入座又急入厕，下利清稀，如米泔水，不甚臭秽，腹中仍痛，伴胸膈痞闷，四肢清凉，舌苔白腻，脉沉微细。

证属夏秋之际，暑湿之气杂糅寒凉，损伤脾气，令三焦混淆，清浊相干，乱于肠胃而致。治宜雷丰之治乱保安汤。

处方：藿香 12g，乌药 10g，木香 6g，半夏曲 10g，白茯苓 15g，苍术 10g，砂仁 6g，苏梗 6g，伏龙肝 10g。1 剂，初煎作汤服，续作饮服。

取药回家急煎，翌日上午复诊，欣然相告：初服后呕吐、下利、腹痛诸症悉减，睡前续服，安然入睡，今晨起如厕无腹痛，大便微溏，余症悉除。切诊脉复如常。效不更方，原方续服 3 剂。又 3 日告痊愈。

按语：《素问·至真要大论》云："少阴司天，热淫所胜。"《素问·六元正纪大论》云："热至则身热，吐下霍乱。"1948 年，岁戊子年，暑热大行；戊子岁，少阴君火司天，热淫所胜，此病霍乱之一因也。《素问·六元正纪大论》云："太阴所至为中满、霍乱吐下。"时病发于 8 月 2 日，乃大暑后 10 日，立秋前 3 日，五运季乃长夏时，夏末秋初之际，六气季为四之气，主客之气均为太阴湿土，火热暑湿之气隆盛，复因居湿纳凉，此即雷丰《时病论》篇"风、寒、暑、热，饮食生冷之邪杂糅交病于中，正不能堪，一任邪之挥霍扰乱，故令三焦混淆，清浊相干，乱于肠胃也"。亦即《灵枢·五乱》篇"故气乱……乱于肠胃，则为霍乱"之谓也。故其治吉忱公乃宗《时病论》之"治乱保安法"，名其方曰"治乱保安汤"。其解，雷丰云："邪扰中州，挥霍扰乱，宜此法也，首用藿香、乌、木，行气分以治其乱；夏、苓、苍术，祛暑湿以保其中；更佐砂仁和其脾；伏龙安其胃，此犹兵法剿抚兼施之意也。"吉忱公方加苏梗，辛温芳香，入脾肺二经，理气化浊；半夏曲易半夏，取消痞散结和胃之功，二药以解胸膈痞闷之症。

清·宝辉《医医小草》云："方有膏、丹、丸、散、煎、饮、汤、渍之名，各有取义。膏取其润，丹取其灵，丸取其缓，散取其急，煎取其下达，饮取其中和，汤取其味，以涤荡邪气，渍取其气，以留连病所。"故此案服法，初煎作汤服，"以荡涤邪气"也；续作饮服，"取其中和"，乃健脾和胃之谓也。

十九、便秘

黄芪通幽汤

方由黄芪、当归、生地黄、肉苁蓉、白芍、陈皮、大黄、麻仁、桃仁、杏仁、元胡、炙甘草、白蜜组成。以其健脾益气、养血润燥之功，以疗脾肾气虚、阳不布津之便秘。

验案

赵某，男，40 岁。1979 年 8 月 17 日初诊。

患者腹部胀痛 1 年，痛时脐部左侧气逆上冲，大便常秘涩，小便正常，舌淡苔白薄，脉沉濡。

证属脾肾气虚，阳不布津而致虚秘。治宜健脾益气，养血润燥。予黄芪通幽汤意化裁。

处方：当归 15g，肉苁蓉 30g，生地黄 15g，白芍 12g，黄芪 15g，陈皮 10g，大黄 6g，麻仁 10g，桃仁 10g，杏仁 10g，元胡 10g，炙甘草 10g，白蜜，为引。水煎服。

8 月 30 日，服药 10 剂，诸症豁然，大便畅，每日 1 次，腹痛减。予以四君子汤合金铃子散化裁。

处方：党参 12g，白术 10g，茯苓 12g，三仙各 12g，木香 10g，肉苁蓉 30g，陈皮 10g，川楝子 10g，当归 15g，元胡 10g，番泻叶 6g，甘草 9g，大枣，白蜜。水煎服。

9 月 18 日，续服药 2 周，诸症已除，大便每日 1 次，腹部不痛，小便正常。

予肉苁蓉 10g，番泻叶 6g，佛手 10g，麦冬 10g，代茶饮，每日 1 剂，以善其后。

按语：本案患者因脾肾气虚，生化之源不足，气血亏虚，肠腑传化无力，津枯大肠失润，而致虚秘，故予"黄芪通幽汤"主之。内寓《金匮翼》之黄芪汤，药由黄芪、陈皮、麻仁、白蜜组成。本方重在益气润下，适用于虚秘之气虚证者。方中黄芪为补脾肺之要药；麻仁、白蜜润肠通便；妙在陈皮一味，《本草求真》谓其"同补剂则补，同泻剂则泻，同升剂则升，同降剂则降，各随所配，而得其宜"。又云："同杏仁则治大肠气闭，同桃仁则治大肠血闭。"此即在本案中吉忱公药用杏仁、桃仁之妙也。幽门，七冲门之一。《难经·四十四难》云："太仓下口为幽门。"《脾胃论》云："幽门不通上冲，吸门不开噎塞，气不得上下，治在幽门闭，大便难。"而通幽为其治，故合用《脾胃论》之通幽汤，方由当归、杏仁、桃仁、红花、生地黄、熟地黄、麻仁、大黄组成，今方加肉苁蓉，乃滋阴养血，润燥通便之施，而适用于虚秘之血虚证者；元胡以活血化瘀行气；白芍伍甘草，乃缓急止痛之伍。于是，诸药合用，吉忱公名之曰"黄芪通幽汤"。而药用川楝子、元胡，乃金铃子散理气解痉而止腹痛之谓。

二十、胁痛

柴胡茵陈蒿汤

方由柴胡、黄芩、茵陈蒿、栀子、黄柏、生大黄、甘草组成。以其疏肝理气、清胆利湿、散火消郁之功，以疗胁痛。

验案

周某，男，34岁。1974年6月10日初诊。

患者既往有胆囊炎史，1周前因生气，始感右胁部持续性胀痛，并有口苦咽干之症。现仍有寒热往来，目黄，身黄，且皮肤枯槁不润，尿黄浊偏赤涩，大便秘结之候，舌赤，苔黄腻而厚，脉弦而数。内科诊为胆囊炎合并化脓性胆管炎，而请中医会诊。

证属湿热结聚少阳，胆腑被郁，肝气受阻。治宜疏肝理气，清胆利湿。予柴胡茵陈蒿汤调之。

处方：柴胡12g，黄芩10g，茵陈30g，半夏10g，木香10g，郁金10g，木通10g，栀子10g，黄柏10g，生大黄10g，车前子 12g（包煎），金银花 15g，芒硝 10g（冲服），元胡 6g，川楝子 10g，甘草 6g。水煎服。

6 月 16 日，服药 5 剂，黄疸消退，胁痛、发热、口苦、溲赤、便干诸症悉除。然其病机尚存，为防其复发，守方续服。

7 月 3 日，继服 15 剂，二便通畅，身体无不适。嘱服利胆片、逍遥丸以预后。

按语：此案患者既往有慢性胆囊炎史，近心情不舒。而致枢机不利，肝失疏泄，胆火被郁，而见诸症。柴胡茵陈蒿汤，乃 20 世纪 40 年代，吉忱公为治疗肝胆疾患见黄疸者而立方，药由小柴胡汤合茵陈蒿汤加味而成。方中以小柴胡汤调达枢机，和解少阳，散火消郁；茵陈蒿汤、栀子柏皮汤以利胆疏肝通便而退黄疸。木香、郁金、元胡、川楝子功于散瘀热而除胁痛；木通、金银花、车前子清利湿热而利小便；芒硝荡涤胃肠实热而除燥屎。诸药合用，俾肝胆之湿热得除，则黄疸消退；气滞肝郁得疏，则胁痛腹胀得消；下焦之火邪得泻，则二便得通。于是理、法、方、药合于病情而收效于预期。对于方中木通、车前子之用，吉忱公告云："此《金匮要略·黄疸病脉证并治》'诸病黄家，但利其小便'之论。治之理，盖因黄疸发病原因，多由枢机不利，湿热内蕴，气化失司，小便不利，导致湿热之邪无从排泄，日久熏蒸而成黄疸，故医圣张仲景而有此论。"

二十一、黄疸

1. 柴胡茵陈汤

方由柴胡茵陈蒿汤减味而成，主以清热解毒，疏肝利胆之功为治。

验案

刘某，男，41岁。1974年7月2日初诊。

患者就诊前感心下痞满，食欲不振，尿黄，急来医院就诊，查肝功：黄疸指数12mg/dL，谷丙转氨酶200U/L，诊断为急性黄疸型肝炎，收传染科住院治疗。经用保肝和支持疗法，治疗半月，病情未见明显好转，继而出现腹水、昏迷，经各种急救处理和输血，仍未见效，病情危重，黄疸指数80mg/dL，凡登白试验阳性。以亚急性重型肝炎，肝昏迷，而请中医会诊。查：体温不高，心律快，呼吸急，神志昏迷，巩膜深度黄染，舌苔黄腻中心黑，脉弦数。

证属肝胆郁热，湿热蕴蒸阳明，内陷心包，上蒙清窍，病属中医急黄之候。治宜清热解毒，疏肝利胆。予柴胡茵陈汤化裁。

处方：茵陈 30g，栀子 15g，大黄 10g，黄柏 10g，柴胡 20g，黄芩 10g，炙甘草 6g，大枣 4 枚。水煎服。

服药 1 剂，当天连续排便 3 次，色黑如糊，小便亦通利，腹软，神志略清。续服 3 剂，已省人事，黄疸减轻，能进食，口干欲饮。续服 5 剂，黄疸明显减退，腹水亦基本消退，神志清。予以上方加垂盆草 15g，虎杖 15g，郁金 10g，茯苓 15g，续服 5 剂，诸症若失。住院月余，以病愈出院。

按语：本案为一重症肝炎患者，病属中医"急黄"范畴。故吉忱公有"柴胡茵陈汤"之施。因"瘀热在里"，以《伤寒论》茵陈蒿汤；"身黄发热者"，予栀子柏皮汤；"心下痞硬""食欲不振"，予以大柴胡汤化裁。故公于三方合一，有柴胡茵陈汤之用。三诊时，因腹水黄疸尚未全消，宗清·尤怡"小便利，则湿热除而黄自已，故利小便为黄家通法"之论，而药加垂盆草、虎杖、茯苓，故续服 5 剂，而诸症若失。

此案乃重症垂危之患者，吉忱公临证有是病必用是药，于平淡间而妙手回春，实乃公志虑渊微，机颖明发，然后可与于斯也。余阅此案，沉思良久，深感"医，仁道也"。诚如《新修本草》孔志约序云："天地之大德曰生，运阴阳以播物；含灵之所宝曰命，资亭育以尽年。"

2. 柴胡茵陈术附汤

药由柴胡、黄芩、人参、姜半夏、茵陈蒿、白术、制附子、干姜、茯苓、桂枝、泽泻、猪苓、甘草组成，以其调达枢机、健脾和胃、温化寒湿、利胆退黄之功，以疗阴黄。

验案

张某，女，46 岁。1971 年 10 月 3 日初诊。

患者 1 月前确诊为传染性肝炎，在本院传染科治疗，曾服多种保肝药物，症状时好时坏，故求治于中医。症见身目俱黄，黄色晦暗，纳呆脘痞，腹胀便溏，神疲畏寒，口干不欲饮，舌淡苔腻，脉濡缓。查：心肺未触及，肝大，右肋缘及剑突下均达 3cm。实验室检查：碘试验阴性，麝浊度 10 单位，锌浊度 13 单位，黄疸指数 96mg/dL，谷丙转氨酶 272U/L。

证属阳气不宣，枢机不利，寒湿阻滞中焦，胆汁外泄而致阴黄。治宜调达枢机，健脾和胃，温化寒湿，利胆退黄。予柴胡茵陈术附汤化裁调之。

处方：柴胡 12g，黄芩 10g，人参 15g，姜半夏 10g，茵陈蒿 30g，白术 15g，制附子 10g，干姜 6g，茯苓 15g，桂枝 10g，炙甘草 10g，泽泻 12g，猪苓 10g，郁金 12g，丹参 15g，板蓝根 20g，炒山药 12g，炒薏米 15g。水煎服。

10 月 23 日，服药 20 余剂，诸症悉减，黄疸隐退。原方去黄芩、半夏，加黄精 12g，赤灵芝 10g，续服。

12 月 16 日，经治 2 月余，患者无不适。肝大右胁下 1cm，剑突下 1.5cm。实验室检查：碘试验阴性，麝浊度 6 单元，锌浊度 7 单元，黄疸指数 3mg/dL，谷丙转氨酶 11U/L。予以强肝丸以护肝利胆泻浊，以善其后。

按语：寒湿为阴邪，阻遏中焦，枢机不利，胆汁外泄，而致阴黄诸症，故吉忱公立柴胡茵陈术附汤。方寓《伤寒论》之小柴胡汤疏利肝胆，理气达郁；茵陈蒿汤泄热利胆；《金匮要略》之茵陈五苓散利湿退黄；《医学心悟》之茵陈术附汤（茵陈蒿、白术、附子、干姜、炙甘草）温化寒湿。茵陈术附汤由《伤寒论》之四逆汤，加茵陈、白术、桂枝而成，具健脾和胃，温化寒湿之功。脾以甘为助，太阴虚寒，必以温药、甘药为治，故案中药用人参、白术、干姜、甘草，乃《伤寒论》中之"理中汤"，《金匮要略》之"人参汤"；入桂枝即《伤寒论》之"桂枝人参汤"；合入附子，乃《闫氏小儿方论》之"附子理中丸"；附子伍人参名"参附汤"；伍白术名"术附汤"。方加丹参、郁金，以成活血通脉之治；予板蓝根，以增茵陈蒿汤清热解毒之功；予山药、薏苡仁，以助健脾渗湿之效。药仅十余味，而寓众方之妙，乃吉忱公临证"理必《内经》，法必仲景，药必《本经》"之谓也。

二十二、癥瘕

1. 健脾消痞汤

方由白术、茯苓、泽泻、山药、木香、陈皮、枳实、三棱、莪术、白芥子、甘草组成。以其疏肝理气，健脾渗湿，软坚散结，消痞除胀之功为治。

验案

柳某，男，42岁。1975年3月7日初诊。

患者一年前出现乏力，食欲不振，恶心，厌油，腹胀，肝区隐痛诸候，遂去某县医院就诊，诊为肝硬化（代偿期），予以西药治疗。经治1年，诸症未减，肝脾仍大，故来莱阳中心医院治之。症见面黄肌瘦，纳食呆滞，恶心干呕，嗳气不舒，腹痛腹胀，便溏，不规则排便，小便短少，肝剑突下可触及，左季肋下可扪及肿大脾脏，质软。舌暗苔白腻，脉弦。

证属肝郁气滞，脾失健运。治宜疏肝理气，健脾渗湿，佐以软坚散结。师《儒医指掌》健脾消痞汤意化裁。

处方：炒白术 30g，茯苓 15g，山药 15g，当归 12g，制白芍 10g，川芎 6g，木香 3g，陈皮 4.5g，枳实 6g，莪术 4.5g，三棱 4.5g，白芥子 4.5g，炙甘草 10g，生姜 3 片。水煎服。

外用：涂痞膏：大黄末 60g，山栀子末 15g，皮硝 90g，水萝葡 90g，酒糟 60g。同捣涂肝脾肿大处，2～3 小时去之。每日外敷 1 次，1 周即停。

3 月 23 日，经治 3 周，诸症悉减。予以消痞饼子。

处方：白术 12g，茯苓 60g，山药 60g，当归 60g，白芍 45g，川芎 30g，木香 15g，陈皮 15g，莪术 15g，三棱 15g，白芥子 15g，威灵仙 15g，蓼实 15g，炙甘草 45g。上药共为细末，每用一两（30g），加白面一斤（500g），红糖三两（100g），香油二两（60mL）搓均，加鸡子黄、清，调成硬块，烙做焦饼，零星与食，每食两许。

1 年后患者欣言相告：服用"消痞饼子"10 个月，复查，肝脾无肿大，肝功能正常，身体无不适。

按语：健脾消痞汤、消痞饼子、涂痞膏三方，均出自清·孙侗《儒医指掌》。孙侗，字溪南，生卒年代不详。1991 年《山东中医药志·医林人物》卷载有清代·孙侗，福山县人。著《济贫利乡篇》《凡见集》未刊。余有其家传抄本《探源秘论》《儒医指掌》（内科卷）残本。据《探源秘论》自序可知，该书结集于道光二十年，说明了孙侗先生生于清代嘉庆年间，而成名于道光年间。家父吉忱公告云：

"《儒医指掌》抄本乃其师儒医李兰逊公所传。"

健脾消痞汤，方寓枳术汤、当归芍药散加味而成。《金匮要略·水气病脉证并治》篇有"心下坚大如盘，边如旋盘，水饮所作，枳术汤主之"之记。表述的是因脾弱气滞，水气痞结于胃部，而致"心下坚"之证。以枳术汤行气散结，健脾利水。《金匮要略》之当归芍药散，乃为肝脾失调，气血瘀滞而设方。方中既重用芍药敛肝和营、缓急止痛，又佐当归、川芎以调肝和血，更配茯苓、白术、泽泻健脾渗湿。方中弃利水之泽泻，加补脾止泻之山药，佐其健脾消痞之功。方用木香，行气止痛，以治脘腹胀痛、呕逆等症；入陈皮，以其辛苦性温，芳香入脾之功，而健脾和胃、理气燥湿。《本草求真》谓陈皮"同补剂则补，同泻剂则泻，同升剂则升，同降剂则降，各随所配而得其宜"。故陈皮伍白术、山药，以助其健脾之效，使该方补而不滞；与茯苓同用，增其升清降浊，益气渗湿之功；与木香、枳实同用，则理气导滞，和胃降逆之功倍增。三棱、莪术为破血行气，消积止痛之用。大凡气血阻滞，有形坚积之证，两药均相伍而用。三棱味苦不香，入肝脾血分，能行血中之气，长于活血通经；而莪术苦辛温香，入肝脾气分，能行气中之血，偏于行气消积。此乃治血必先行气，气行则血必行之谓。故腹中包块、肝脾肿大及食积腹痛，两药同用，则疗效尤佳。白芥子辛温气锐，性善走散，具豁痰涎，利气机，宽胸膈，通经络之功，前人有"痰在胁下及皮里膜外，非此不能达"之论，故有消痞、化癥之用。方用甘草，以其味甘，益气补虚，甘缓之性，以缓急止痛，又能缓莪术、三棱、木香、枳实行气活血太过之弊。诸药合用，以其"健脾消痞有大功"，故为汤名。

涂痞膏，乃清消之用，以防痞热太甚，故仅用三次即停。

消痞饼子，乃健脾消痞汤加威灵仙、蓼实，与麦面、糖、香油、鸡子黄制干饼而成。蓼实始载于《神农本草经》，为蓼科植物水蓼之果实。《补缺肘后方》名蓼子，《东医宝鉴》名水蓼子，具辛温之性，入肝、脾、肺三经，《本经逢原》用治"癖痞、腹胀"，谓"皆取其散热消积之功"。威灵仙味辛、咸，性温，《本草便读》言威灵仙"性急且温，味辛而散，微咸微苦，疏风邪走络通经，可导可宣，治痹疾行痰去湿。"故诸医家多用祛风胜湿，通络止痛药，以疗痹证。孙侗用以"消痞"，乃取其宣通脏腑经络"可导可宣""行痰去湿"之功而消痞除癥。孙侗治"痞病"尤重此方，对此有如下之论述："凡治诸块，只宜用丸药，盖痞块至难消，若用煎剂，如过路之水而已，徒损真元于病无益。唯丸子入胃，徐徐而化，经至所患之处，潜消默夺，日渐损消，其块自小。"此即清·宝辉《医医小草》"方有膏、丹、丸、散、煎、饮、汤、渍之名，各有取义……丸取其缓"之谓也。公宗孙氏之验，用健脾消痞汤3周，改用消痞饼子，患者经治1年，病臻痊愈。

2. 阳和二莲汤

方由阳和汤加半枝莲、半边莲、白花蛇舌草、虎杖、炮山甲、牛膝、三棱、莪术组成。以其温经散寒,通瘀散结之功为治。

验案

于某,女,莱西市女工。1974 年 12 月初诊。

患者 16 岁月经初潮,生有二女,月经后期,色暗量少有块,经行腰腹痛,白带清稀量多。近半年来小腹痛,右侧尤著,痛不喜按,经妇科检查:左侧小腹部有鸡卵大炎性包块。面色苍白,形寒肢冷,舌淡苔白,脉象沉细。

证属寒客胞宫,血滞痰凝。治宜温宫祛寒,化瘀散结。师阳和二莲汤意化裁。

处方:熟地黄 30g,肉桂 6g,炮姜 3g,麻黄 1.5g,鹿角胶 10g(烊化),白芥子 6g,三棱 6g,莪术 6g,白花蛇舌草 30g,半枝莲 30g,半边莲 30g,虎杖 30g,炮山甲 9g,牛膝 9g,炙甘草 6g。水煎服。

迭进 5 剂,炎块缩小至鸽卵大。

续服 10 剂,肿块消失,病臻愈可。

按语:妇科炎性包块、卵巢囊肿及子宫肌瘤,均属中医学"癥积""石瘕""肠覃"范畴。临证应辨别阴阳,治分寒热。若因寒邪客于胞宫,血寒凝滞,瘀结不散者,可予以阳和二莲汤化裁治之。经云"邪之所凑，其气必虚"，故其所虚之处，即受邪之地。病因于血分者，必从血而求之，故以熟地黄大补阴血，任为主药；鹿角胶骨属，"禀纯阳之意，含生发之机"，乃有形精血之属，以赞助之；《灵枢·水胀》云："寒气客于肠外，与卫气相抟，气不得荣，因有所系，癖而内著，恶气乃起，瘜肉乃生……石瘕生于胞中，寒气客于子门，子门闭塞，气不得通，恶血当泻不泻，衃以留止，日以益大，状如怀子。"此案既虚且寒，又非平补之性可收速效，故以炮姜温中散寒，肉桂入营，麻黄达卫，白芥子化痰结，共成解散之功；甘草解毒，协和诸药；酌加山甲、三棱、莪术，助其软坚散结之力；白花蛇舌草、半枝莲、半边莲、虎杖助其清热消肿之效，故方名"阳和二莲汤"。于是诸药合用，则肿消癥除，收效于预期。

3. 龙胆贝母苦参汤

方由龙胆泻肝汤合当归贝母苦参汤化裁而成。药有龙胆草、柴胡、黄芩、泽泻、木通、栀子、苦参、当归、浙贝母、木通、生地黄、甘草组成。以成泻胆之实，清下焦之湿热，活血润燥，解散郁结之功为治。

验案

房某，44岁。1993年8月6日初诊。

患者阴道口处经常有肿物隆起，妇科诊为"前庭大腺囊肿"，每服抗生素及中药外部熏洗均可消退，但反复发作。此次发作月余，诸法无效，肿物渐大如鸡卵，局部肿坠，红肿热痛，行动或站立时坠痛难忍，苦不堪言，小便灼热，大便秘结，面色萎黄，精神不振，舌红，苔黄薄略燥，脉滑数。

证属肝胆经湿热壅盛。治宜泻肝胆实火，清下焦湿热，佐以活血润燥，解郁散结。师龙胆贝母苦参汤意治之。

处方：柴胡 10g，黄芩 10g，泽泻 15g，木通 10g，栀子 10g，龙胆草 12g，当归 15g，生地黄 10g，苦参 15g，浙贝 10g，车前子 15g（包煎），瞿麦 12g，忍冬藤 30g，川牛膝 10g，酒军 10g，甘草 10g。水煎服，每日 1 剂，2 次分服。

每日用苦参 120g，枯矾 15g，煮汁熏洗阴部。

经治 5 日，症减，肿块缩小。

继治 10 日，诸症消失，病臻痊愈。嘱服龙胆泻肝丸，以固疗效，防止复发。

按语：前庭大腺囊肿，若有继发感染，则易形成脓肿。本案患者之脉证，实为肝胆经湿热蕴结，凝聚成脓之前庭大腺囊肿。故有"龙胆贝母苦参汤"之施。方中实寓《医方集解》之龙胆泻肝汤（龙胆草、黄芩、栀子、木通、泽泻、生地黄、柴胡、车前子、当归、甘草），清利肝胆经壅盛之湿热，化解下焦之浊毒，尚寓《金匮要略》之当归贝母苦参丸（当归、贝母、苦参）易汤，以当归活血润燥，佐生地黄以滋阴凉血，浙贝利气解郁而消肿，苦参清利湿热，而除浊毒。药加瞿麦、忍冬藤，以增通利下焦湿热之功；大黄苦寒泻下，直达下焦，清泻血分实热，以成清火解毒消肿之功，兼以清胃肠实热便秘。故诸药合用，则肝胆郁火得清，下焦湿毒得除，而脓肿瘕结得以消散。

药用苦参、枯矾煎汁熏洗外阴，乃宗《金匮要略》"蚀于下部……苦参汤洗之"意，以苦参解毒化湿，枯矾清热燥湿，以成其功。

二十三、鼓胀

柴胡鳖甲汤

方由柴胡、鳖甲、郁金、鸡内金、桃仁、牡丹皮、青皮、醋大黄、制香附、醋元胡、太子参、炒白术、茯苓、枳壳、炙甘草组成。以其疏肝解郁，理气导滞，健脾和胃，利水消胀之功为治。

验案

刘某，男，42岁，福山县职工。1964年4月3日初诊。

患者患慢性肝炎2年，在当地医院以肝硬化入院治疗，出院后经人介绍来诊。自诉纳食呆滞，脘腹胀满，食后加重，嗳气或矢气后腹胀减轻。症见两肋胀痛，腹部膨隆，尿少便溏，面色苍白，面、胸多处蜘蛛痣，大小鱼际发红。查体：肝大，剑突下两指，触痛，质韧，右肋部叩击痛，腹部移动性浊音。舌边有瘀点，舌苔白腻，脉沉弦。

证属肝郁气滞，脾虚失运。宜疏肝解郁，理气导滞，健脾和胃，利水除胀。予柴胡鳖甲汤加减。

处方：柴胡 12g，制鳖甲 12g（先煎），郁金 10g，鸡内金 10g，桃仁 10g，牡丹皮 10g，青皮 10g，醋大黄 15g，制香附 10g，醋元胡 10g，太子参 15g，枳壳 6g，炒白术 15g，云苓 15g，炙甘草 6g。水煎服。

4 月 15 日，经治 10 日，腹胀、纳呆、腹痛悉减。予以上方加猪苓 10g，黄精 15g。

续治 3 个月，在当地医院复查：肝功能正常，肝大，剑突下可触及，腹水消退。为固疗效，予鳖甲煎丸续服。

按语：肝硬化，是由各种原因引起的肝组织损害的先期表现，主要表现为肝功能减退和门静脉高压，属中医"鼓胀""癥瘕""腹胀"的范畴。《灵枢·水胀论》云："鼓胀何如？岐伯曰：腹胀，身皆大，大与肤胀等也，色苍黄，腹筋起，此其候也。"本案由慢性肝炎迁延失治而成，其临床症状，即与《灵枢·水胀》所记相符，故从"鼓胀"论治。由于肝郁乘脾，脾失健运，致肝脾失和，气滞湿困，水液停积，故胀大，嗳气，矢气后腹胀减轻；肝脉络胁，气积湿困，络脉不通，故胁胀痛；脾虚胃弱，故纳食呆滞；脾虚湿阻，故尿少便溏；舌苔白腻，脉沉弦，皆肝气郁结、湿浊积滞之候。故公有疏肝解郁，健脾渗湿之治，立柴胡鳖甲汤。方中主以柴胡疏肝理气；辅以鳖甲软坚散结；四君子汤健脾渗湿以消鼓胀；郁金、香附、青皮、枳壳，用以化瘀散结；并佐柴胡理气导滞；牡丹皮、桃仁、元胡，佐鳖甲活血通脉以祛胁痛；大黄苦寒沉降，气味俱厚，能直达下焦，荡涤胃肠积滞，清泄血分实热。于是肝郁得疏，气滞得通，脾虚得补，湿浊得化，胃纳得助，而鼓胀以消，积聚以除，而收效于预期。

二诊时药加猪苓，乃寓四苓散全方之效。入黄精补肺之阴津，意在佐金平木，以除肝气郁结。补脾之阳气，以治肝气犯脾，故鼓胀之疾得以早愈。

二十四、头痛

1. 活血通窍荣络汤

方由当归、川芎、赤芍、桃仁、土元、地龙、白芷、胆南星、石菖蒲、黄芪、僵蚕、全蝎、白附子、钩藤、葱白、生姜组成。以其调和营卫、活血逐瘀、通窍荣络之功，以疗血瘀头痛。

验案

董某，男，57岁，莱阳县纪格庄人。1975年2月27日初诊。

患者于去年8月，被倒塌墙壁击伤右头及右侧上肢，神志尚清，四肢活动自如，右耳右鼻孔均出血不止，急入莱阳中心医院就诊。查：右侧颠顶部1cm裂口，无凹陷，胸部上方5cm×5cm肿块，无塌陷，皮下气肿，颅底骨折。诊断：脑外伤；胸部软组织损伤。经外科住院治疗，半月基本恢复。刻下症见：头痛，右侧肢体麻木，嘴歪，右侧上肢痛，右眼视物不清，大便微燥，舌暗少苔，脉缓。血压：130/

90mmHg。

证属头窍外伤，瘀血阻络，营卫不和。治宜调和营卫，益气活血，通窍逐瘀。方予活血通窍荣络汤调之。

处方：赤芍10g，川芎6g，桃仁10g，白芷12g，胆南星10g，石菖蒲10g，黄芪30g，土元20g，地龙10g，当归12g，白附子6g（研冲），全蝎6g（研冲），僵蚕6g（研冲），钩藤12g，葱白3个，生姜4片。4剂，水煎服。

3月2日，药后诸症悉减。仍宗原意，上方加鹿角胶10g（烊化），熟地黄15g，枸杞15g，续服。

3月15日，续服药10剂，头身痛，面瘫诸症豁然，右眼视物亦可。予上方加炮山甲10g，菊花12g，山萸肉15g，天麻10g，续服。

3月27日，续服12剂，诸症若失，舌淡红苔薄白，脉沉有力。予以益元活血汤预后。

处方：熟地黄15g，鹿角胶10g（烊化），地龙10g，土元12g，胆星10g，桃仁10g，红花10g，川芎10g，赤芍10g，柴胡10g，枳壳10g，桔梗10g，怀牛膝10g，炙甘草10g。水煎服。

按语：外伤头部，必将导致颅内出血，而离经之血一旦不及时消散，必成瘀血，日久痰瘀互结必成顽证，故活血化瘀为其治。气行血行，必予补气之药。故公首诊处以"活血通窍荣络汤"。方中寓有《医林改错》之通窍活血汤合补阳还五汤，以补气活血，通窍荣脉，祛瘀止痛为治；辅以牵正散，疏风通络。故服药4天，诸症悉减。《灵枢·海论》云：
"脑为髓之海。"《素问·五脏生成》篇云："诸髓者皆属于
脑。"《素问·脉要精微论》云："头者精明之府。"《灵枢·
大惑论》云："五脏六腑之精气，皆上注于目而为之精。"本
案患者因伤脑损髓，而有"精""明"之功能异常，必借填
精益髓之药以建功。故二诊时佐以补血益髓填精之熟地黄、
鹿角胶。三诊时虽诸症豁然，然右目视物见效不明显，故加
养肝明目之菊花、山萸肉、天麻、软坚散结之炮山甲。续服
12剂，诸症若失，故予以益元活血汤，以其益元荣髓，活血
逐瘀，豁痰开窍之功以善其后。

活血通窍荣络汤乃公所立，方由血府逐瘀汤合补血益肾
之熟地黄、鹿角胶，活血通脉之地龙、土元，豁痰开窍之胆
星组成。

2. 补肾荣脉通络汤

方由补肾地黄丸（地黄、山萸肉、山药、泽泻、茯苓、
牡丹皮、鹿茸、怀牛膝）合圣愈汤（人参、黄芪、当归、白
芍、地黄、川芎）化裁而成。以其益元荣脉、养血通络之
功，以疗血虚头痛。

验案

于某，女，33岁，教师。1993年7月13日初诊。

患者1年前，因产子出血过多，遂发头痛头晕。近几

月，因任课较多，病情加重。病发服用止痛剂，头痛可缓解。然仍有头旋不可转侧，伴项强、肢麻、心慌、纳呆之候，大便二三日一解，略干，月经量少，经后小腹隐痛。舌暗，舌下赤络迂曲而暗，苔白薄，脉沉细微弦。省立医院颈椎 CT 示颈椎间盘突出。颈颅多普勒（TCD）检查示椎基底动脉血管弹性减弱；双侧大脑中动脉及左侧椎动脉供血不足；右侧大脑后动脉及右侧椎动脉血管痉挛。以血管神经性头痛予西药治疗。因不见好转，遂经人介绍来诊。

证属肾元亏虚，髓海失荣，络脉失养。治宜益元荣脉，养血通络。予以补肾荣脉通络汤。

处方：熟地黄 20g，山萸肉 15g，山药 12g，泽泻 15g，茯苓 20g，牡丹皮 10g，怀牛膝 20g，鹿茸 3g（研冲），当归 12g，杭白芍 15g，川芎 12g，红参 10g，黄芪 20g，桂枝 10g，鹿含草 15g，毛姜 15g，地龙 12g，土元 15g，炙甘草 10g，生姜 3 片，大枣 4 枚，为引，饴糖 10g，为引。水煎服。

7 月 18 日，服药 5 剂，头痛、头晕若失，项强、肢麻、心慌诸症亦减。仍宗原意加天麻 12g，续服。

续服 20 剂，病臻痊愈。予以左归丸合乌鸡白凤丸以善其后。

按语：补肾荣脉通络汤由补肾地黄丸与圣愈汤两方加减而成。补肾地黄丸，方出《证治准绳》，方以六味地黄丸以益元荣肾，填精濡髓；加怀牛膝补肝肾，强筋骨而利血脉；鹿茸血肉有情之品，其性温煦而功补虚，有补督脉，壮元阳，生精髓，强筋骨之功。于是则气充血足，肾强髓密，则肾虚头痛、眩晕可愈。而合入《医宗金鉴》之圣愈汤，以其寓参芪汤（人参、黄芪）补气，当归补血汤（当归、黄芪）补血，四物汤（当归、川芎、芍药、地黄）补血调经。故公立"补肾荣脉通络汤"，共奏益气养血，活血通脉之功，以冀血虚头痛可愈。于是髓海得荣，气血得补，脑络得通，则头痛眩晕诸候得除。筋骨失养，而有项强、肢麻等症，故方加鹿含草强筋健骨；黄芪、桂枝、白芍伍姜枣乃《金匮要略》黄芪桂枝五物汤除血痹之谓；再伍饴糖，乃黄芪建中汤之伍，具调和营卫、安和五脏之用，而心慌、纳呆、腹痛之症可解。

二诊时，加天麻乃息风解痉、通络止痛之用。盖因天麻微辛甘平，大凡头痛眩晕，痉挛抽搐，肢体麻木，颈项强痛，手足不遂等诸般风证，皆可赖之以平。然其味辛而不能发散，虽甘而不能滋补，故单味效力不强，唯同补药可治虚风，同散药可除外风。不仅阴虚之风可用，阳虚之风亦可用，故伍补肾地黄丸则增其益元扶正之功，阴阳双补之用；伍圣愈汤则气血双补；伍桂枝汤则营卫共调；伍建中汤安内攘外则内外之风俱除。故而，一味天麻之伍，则诸方诸药之功倍增，而病臻痊愈。清·赵晴初《存存斋医话稿》云："论药则得一药之功能，论方则观众药之辅相，凡药皆然。"观公之处方用药，方简药效，有一味不可减之境界也。

二十五、眩晕

1. 降浊息风汤

方由陈皮、姜半夏、茯苓、炒白术、枳实、竹茹、天麻、钩藤、龙骨、牡蛎、炙甘草、大枣、生姜组成。以其健脾豁痰，平肝潜阳，降浊息风之功而为治。

验案

刘某，男，47岁，海阳县教师。1973年7月13日初诊。

患者患高血压病经年，近几日感头沉重而痛，眩晕，胸闷，体倦，纳呆，喉中痰鸣，咳痰黏腻质稠，口苦咽干，心烦意乱，舌淡苔白腻，脉沉弦。血压160/100mmHg。

证属脾虚湿盛，蕴久化火，痰火蕴伏，扰动肝阳。治宜健脾化痰，平肝潜阳。予降浊息风汤调之。

处方：陈皮12g，姜半夏10g，茯苓12g，炒白术15g，枳实10g，竹茹12g，天麻10g，钩藤10g（先煎），龙骨15g（先煎），牡蛎15g（先煎），炙甘草10g，大枣4枚，生姜3片。水煎服。

7月20日。服药1周，头沉重感、胸闷、纳呆、喉中痰鸣诸症若失，动则仍有坐车舟之感。仍宗原意，加泽泻 15g，红参 10g，续服。

7 月 28 日，续治 1 周，诸症豁然，血压正常。予以健脾和胃，化浊导滞之保和丸，以防痰浊蕴伏之弊。

按语：《千金方》之温胆汤，由二陈汤加竹茹、枳实、大枣而成，名温胆，实乃清胆和胃之谓。诚如罗东逸所云："和即温也，温之者，实凉之也。"入天麻一味，以其息风止痉之功，可解头痛眩晕之疾；再入白术，以其健脾益气之功，可愈体倦、纳呆之候。天麻、白术伍二陈汤，乃《医学心悟》之半夏白术天麻汤。由此可见，本案之用方，乃集温胆汤、二陈汤、枳术汤、小半夏汤、小半夏加茯苓汤、半夏白术天麻汤诸方之效。就用药而论，公临证喜用对药，并谓"对药"多系小方组成，如白术伍枳实，乃《金匮要略》之枳术汤，为健脾散结之伍；半夏伍生姜，为《金匮要略》之小半夏汤，以成蠲饮散结化痰之用。然诸方清热豁痰降浊之功有余，而天麻平肝息风之功略逊，故佐以钩藤以增其力；入龙骨、牡蛎以平肝潜阳。故诸药合用，公名其方曰"降浊息风汤"，称其为痰火蕴伏，扰动肝阳证之高血压病之效方。

《素问·示从容论》云："夫圣人之治病，循法守度。"公谓："这个'度'，就是以这个'证'字为规矩准绳。"郭露春尚云："病因万变，见证亦多端，病者合诸证以成病，医者合诸药以成方。有一证，自有治此证一药。要必先审证以识病。而后议药以处方。"而此案之治，乃审证、识病、议药、处方之验也。

2. 柴葛寄生汤

方由柴胡、葛根、当归、白芍、桃仁、红花、熟地黄、灵脂、片姜黄、菊花、羌活、独活、寄生、党参、茯苓、桑椹子、陈皮、炙甘草、生姜、大枣组成。以其益肾柔肝、平肝潜阳、和血益心之功，为治眩晕之良方。

验案

柳某，男，59 岁，县委干部。1974 年 11 月 15 日初诊。

患者头晕眼花，头痛项强，胸闷气短，右侧上下肢时有麻木，阴雨天加重。刻下症见：食欲、睡眠尚可，大便时有燥结，小便调。舌质紫绛，尖红，苔薄白，脉双寸弱，左关弦。血压 200/115mmHg。X 线胸透示主动脉迂曲延伸。心电图示窦性心律；心肌劳损。

证属肝肾亏虚，肝阳上亢，心营不足。治宜益肾柔肝，平肝潜阳，益心和血。予柴葛寄生汤调之。

处方：当归 15g，赤芍 12g，桃仁 12g，红花 10g，片姜黄 10g，灵脂 12g，菊花 12g，柴胡 10g，葛根 12g，党参 15g，茯苓 12g，桑椹子 30g，羌活 10g，独活 10g，牛膝 10g，寄生 24g，陈皮 10g，炙甘草 10g，生姜 3 片，大枣 4 枚，为引。水煎服。

11 月 20 日，药后项强头痛、肢麻悉减，唯稍有胸闷气短、头晕眼花之候。去羌活、独活，加桂枝 12g，守方继服。

12月3日，服药后仍眩晕、胸闷。血压180/100mmHg。予身痛逐瘀汤合左归饮、大定风珠治之。

处方：当归12g，桃仁12g，红花10g，灵脂12g，制香附12g，秦艽12g，牛膝10g，地龙6g，白芍12g，龟甲12g（先煎），熟地黄18g，鹿角胶10g（烊化），女贞子15g，旱莲草15g，枸杞子15g，桑椹子15g，钩藤10g（先煎），牡蛎15g（先煎），桑寄生24g，葛根30g，桂枝12g，麦冬15g，山萸肉12g，炙甘草10g。10剂，水煎服。

12月15日，药后眩晕、胸闷若失，血压175/95mmHg。舌质红苔薄白，脉沉弦。予以中成药左归丸、脑立清、生脉饮以固疗效。

按语：中医学医籍中，无高血压之病名，鉴于高血压病的主症是头目眩晕而痛，故以眩晕论治。本案患者尚有"头痛项强""右侧肢体麻木"等症，此乃肝肾亏虚，气血不足，髓海失荣，营卫失和，筋骨失濡而致，故公予独活寄生汤以养肝肾、补气血、强筋骨、止痹痛，合以柴胡、葛根诸药，乃寓柴葛解肌汤意，二方合用，方名"柴葛寄生汤"，以疗"头痛项强"诸候。故二诊时上述诸症悉除。鉴于胸痹、眩晕之症未除，故三诊时予身痛逐瘀汤以活血祛瘀、通经络、止痹痛之功，而治患者之形体痹、胸痹；予左归饮、大定风珠以育阴潜阳、益气养血之功，以治肝阳上亢之眩晕、心营不足之胸痹证。故四诊时，"眩晕、胸闷若失，血压下降"。而予左归丸、脑立清、生脉饮之中成药，意在缓治也。

此案之治，似有二点有悖于常理。其一，高血病药用羌独二活？公云："'头项强痛''阴雨天加重'，此痉病也，湿痹也。《本草求真》谓痉证川羌'宜同独活调治'；《本草衍句》谓川羌'得当归，能利劳伤、骨节酸痛'。"其二，高血压病方用独活寄生汤？公引《松崖医径》语解之："'古人方，固有为一病而设者，亦有数处用者。如四君子汤，可以补气，可以调气，又可以降气，凡涉于气证者，皆可用之四物汤，可以补血，可以调血，又可以止血，凡涉于血证者，皆可用之。'此案首治予以独活寄生汤，其补气血之功，得益于该方寓八珍汤之味也。"而三诊处方中地黄、寄生、白芍、牛膝乃养肝肾之药也。于是肝肾得养，气血得补，阳亢得降，筋脉得濡，心脉得调，而病臻痊愈。

3. 益元荣髓汤

方由熟地黄、山药、山萸肉、茯苓、牡丹皮、泽泻、鹿茸、怀牛膝、天麻、桂枝、肉桂、炙甘草组成。以其益元荣肾、添精补髓之功，以疗肾元亏虚而致眩晕证。

验案

丁某，女，46岁。1976年12月22日初诊。

患者既往有低血压史，近来眩晕加剧，伴精神萎靡，健忘，腰膝酸软，耳鸣，四肢不温，形寒肢冷，闭经3个月。舌质淡，脉沉细而弱。血压85/60mmHg。

证属肾阳虚弱，肾精不足，髓海失养，而致眩晕。治宜益元荣肾，添精补髓。予以益元荣髓汤化裁。

处方：熟地黄15g，山药12g，山萸肉15g，茯苓15g，牡丹皮10g，泽泻15g，鹿茸6g（研冲），怀牛膝10g，天麻10g，桂枝12g，肉桂6g，炙甘草10g。5剂，水煎服。

12月27日，服药后，眩晕诸症悉减，耳鸣仍作。加磁石10g，五味子10g，续服。乃寓耳聋左慈丸意。

1977年1月8日，续服10剂，眩晕、耳鸣息，神悦体健。血压110/70mmHg。予以原方去重镇之磁石续服。1个月后复诊欣言相告：眩晕诸症未作，血压正常，1周前月经来潮。嘱服金匮肾气丸、乌鸡白凤丸，以益肾元、调冲任。

按语：精髓不足，髓海失荣而发眩晕，此即"无虚不作眩"之谓也。故予"益元荣髓汤"治之。方中寓六味地黄丸滋阴益肾，养肝健脾；加怀牛膝补肝肾，益气血；鹿茸血肉有情之品，补督脉，壮元阳，生精髓。如是则气充血足，肾强髓密，俾眩晕可息，实为《证治准绳》补肾地黄丸之用。《伤寒论》桂枝甘草汤，乃辛甘化阳之伍，辅之肉桂以补火助阳，俾清阳得以上升，浊阴得以下降；药用天麻，以其入肝经，而有平肝息风之治。故服药5剂而眩晕止。二诊时，耳鸣仍作，加磁石，乃镇肝潜阳、聪耳明目之用；五味子五味具备，然以酸咸之味而补肾水。二药之用，又成耳聋左慈丸之治，肝肾得养，肾窍得聪，眩晕耳鸣可解。因肝肾得养，故冲任得调，虽主调眩晕，皆因肾元得补，气充血足，而月经得以复潮。

二十六、风寒湿痹

1. 桂枝二活汤

方由羌活、独活、桂枝、防风、当归、赤芍、白芍、僵蚕、地龙、秦艽、苍术、桑枝、鸡血藤、络石藤、炙甘草、生姜、大枣组成。以其疏风胜湿、散寒通络、活血止痛之功，以疗风寒湿痹。

验案

张某，男，37岁。1974年11月26日初诊。

患者左肩疼痛，不能抬举，已有1年之久，查：左肩肌肉萎缩，三角肌尤为明显，肩峰下及三角肌前后缘有明显压痛，肩关节运动受限，尤以上举为难。

证属风寒湿邪乘虚侵入，发为漏肩风。治宜祛风化湿、散寒疏络。予桂枝二活汤调之。

处方：羌活10g，独活10g，防风10g，桂枝12g，当归15g，赤芍12g，白芍20g，僵蚕10g，嫩桑枝30g，秦艽10g，苍术 10g，鸡血藤 15g，络石藤 12g，炒地龙 10g，炙甘草 10g，生姜 3 片，大枣 4 枚，为引。水煎服。

局部配用理筋推拿手法治疗。

12 月 4 日，治疗 1 周，痹痛若失，唯肩关节运动时仍痛。合入《医学衷中参西录》之活络效灵丹易汤，以活血通痹，当归加至 20g，乳香 10g，没药 10g，丹参 20g。

12 月 22 日，服药后，诸症豁然。加黄芪 30g，以成当归补血汤活血导滞之功。

12 月 30 日，续服 6 剂，肩痛已愈，肩关节活动自如。嘱服十全大补丹、风湿豨桐丸，以固疗效。

按语：痹证多由于风寒湿邪侵袭人体，闭阻经络，气血运行不畅而致。《素问·长刺节论》云："病在筋，筋挛节痛，不可以行，名曰筋痹。"故公谓此案属风寒湿痹，又属形体痹之筋痹；病发肩关节，又名漏肩风；筋挛节痛，又谓历节风。治疗宜疏风散寒胜湿，调和营卫，养血柔筋，而有"桂枝二活汤"之施。方寓《此事难知》之大羌活汤。方中羌活以辛苦之性，对上半身之肌肉风湿痛，伴筋缩者，用之尤宜；独活亦具辛苦微温之性，而有祛风胜湿、散寒止痛之功。羌活气味浓烈，具上升达表之功，发散力强，可直上颠顶，横行肢臂，善治上部风邪；而独活气味较淡，性和缓，长于治筋骨之风湿。故二药相伍，为治"漏肩风"之主药。秦艽辛散，质润不燥，故为风药之润剂，既能祛除风湿，又能舒筋通络，为治风湿痹痛，关节拘挛，筋骨不利常用之品；防风辛甘微温，性浮升散，甘缓不峻，为治风通用之品；苍术辛苦性温，为祛风胜湿，健脾燥湿之良药；桑枝、络石藤诸药，以成疏风通络，舒筋除挛之伍。《圣济总录》云："历节风者，由血气衰弱，为风寒所侵，血气凝涩，不得流通关节，诸筋无以滋养，真邪相搏，所历之节，悉皆疼痛，故谓历节风也。"其治当调和营卫，大补气血，故予桂枝汤倍芍药，乃桂枝加芍药汤之谓，以成和营卫之功；当归辛甘，既能补血又能活血，故以其辛香善走，又有"血中气药"之称，合赤芍、地龙、鸡血藤、僵蚕，有活血通络，止痉定挛之用。诸药合用，公名其方曰"桂枝二活汤"，对因风寒湿邪而致肩关节周围炎者，多获卓效。二诊时加活络效灵丹，乃活血通络止痛之用。三诊时加黄芪以佐当归，乃当归补血汤之意；伍桂枝汤，乃黄芪桂枝五物汤之谓，为《金匮要略》治疗证属"血痹阴阳俱微"之用方。

从此案之理、法、方、药，足见公"理必《内经》，法必《仲景》，药必《本经》之临床辨证施治轨迹也"。

2. 三痹灵仙汤

方由黄芪、桂枝、当归、白芍、威灵仙、熟地黄、川芎、苍术、黄柏、薏苡仁、没药、茯苓、龙骨、牛膝、细辛、独活、防风、秦艽、炙甘草、生姜、大枣组成。以其养肝肾，和营卫，补气血，祛寒湿，止痹痛之功而疗痹证。

验案

陈某，女，33 岁，福建省福州人，军人家属。1977 年 9 月 8 日初诊。

患者产后左下肢肌肉痉挛，继而左下肢麻木酸痛，伴有头部湿疹，在省人民医院治疗无效，发病至今已 3 年。现病症仍如前，体质消瘦，面色萎黄，抗"O"250U/L，红细胞沉降率 28mm/h，服镇痛药后疼痛减轻，阴雨天仍酸麻，头昏加重，左侧臀大肌酸麻、萎缩、松弛，梨状肌腹有弥漫性肿胀，有压痛。直腿抬高试验 60°以下疼痛明显，高于 60°疼痛减轻。主动下肢外展外旋时可引起坐骨神经痛。查：舌质淡无苔，六脉沉迟而弱。

此乃肝肾亏虚，湿着肌腠，血虚寒凝之证。治宜养肝肾，补气血，祛寒湿，止痹痛。予三痹灵仙汤化裁。

处方：黄芪 30g，桂枝 10g，当归 15g，白芍 12g，灵仙 10g，熟地黄 15g，川芎 10g，苍术 12g，黄柏 10g，薏苡仁 20g，没药 10g，茯苓 12g，龙骨 15g，杜仲 10g，牛膝 10g，细辛 3g，独活 12g，防风 10g，秦艽 10g，炙甘草 10g，生姜 3 片，大枣 4 枚，为引。水煎服。

9 月 14 日复诊，服药 5 剂，头部湿疹消退，唯有臀大肌麻木疼痛，舌淡无苔，脉沉涩。原方加萆薢 12g，石斛 10g，桑枝 30g。水煎服。

9 月 20 日三诊，患者欣然告知，续服中药 5 剂，肢体痛麻挛急悉除。

按语：本案患者属"筋痹"范畴，现代医学诊为梨状肌综合征。因产后肝肾亏虚，气血不足，故有"风寒湿三气杂至，合而为痹"之病机。此即"邪之所凑，其气必虚"之谓也。故公有"三痹灵仙汤"之施。方由《妇人良方》之三痹汤、威灵仙散加减而成，故有证准、法对、方符、药效之治，而收效于预期。三痹汤由独活寄生汤加减而成。方寓八珍汤伍黄芪、杜仲，以养肝肾，补气血，扶正而达邪；独活、细辛、防风、威灵仙诸药以祛风散寒胜湿建功。方中尝以桂枝、白芍、黄芪、甘草诸药，实寓有桂枝汤、黄芪桂枝五物汤之谓，以和营卫、调气血之功，而舒筋通络止痛。公谓方名"三痹灵仙汤"，乃合三痹汤、威灵仙散（威灵仙、当归、没药、木香、桂枝）二方之功而愈病。实乃三痹汤加威灵仙之伍也。威灵仙辛散善走，性温通利，能通行十二经，为风寒湿痹之要药。其效诚如其名"是以威喻其性，灵喻其效，仙喻其神耳"。药用没药，用其行瘀止痛之功；苍术、黄柏、牛膝，名三妙散，合薏苡仁、萆薢、石斛用其燥湿养阴之治，以除头部之湿疹浸淫，兼以杜湿邪化热之弊。公谓"药用龙骨，以其含钙量高，能抑制骨骼肌的兴奋，有镇痛之用"。故用10剂三痹灵仙汤加味，而收效于预期。

二十七、寒热错杂痹

1. 三黄独活汤

方由麻黄、黄芪、黄芩、细辛、桂枝、白芍、独活、天花粉、甘草、生姜、大枣组成。以其外解风寒，内清里热，调和营卫，大补气血，通痹止痛之功为治。

验案

马某，男，42 岁，农民。1975 年 6 月 29 日初诊。

患者 3 日前感受风寒，遂发热恶寒，头痛身痛，村卫生室予以对乙酰氨基酚、抗生素，发热恶寒症痊愈。然仍手足骨节挛痛，烦热，心乱，汗出，咽痛，失音不能言。查舌淡红，苔薄白兼黄，脉弦微数。

证属外感风寒，郁而发热而致痹证。治宜外解风寒，内清郁热。予三黄独活汤化裁。

处方：麻黄 10g，黄芪 30g，细辛 3g，黄芩 10g，独活 10g，桂枝 12g，白芍 30g，天花粉 10g，甘草 10g，生姜 3 片，大枣 4 枚，为引。水煎服。

7月5日，服药5剂，诸肢节挛痛悉减，仍宗原意去麻黄、细辛续服。

7月11日，续服5剂，咽痛痊愈，已能发声，烦热心乱已除。去天花粉、黄芩、甘草，乃黄芪桂枝五物汤意，以固疗效。

按语：本案患者外感风寒之邪，遂发"手足骨节挛痛"，而成痹证。郁而发热，而有"烦热""失音不能言"之候，故病属寒热错杂之证。公有"三黄独活汤"之施。方中寓有《备急千金要方》之三黄汤（麻黄、黄芪、黄芩、独活、细辛）、《三因极一病证方论》之独活丹（白芍、栝蒌根、独活、桂枝、甘草、生姜）。二方实由仲景方衍化而成。独活丹实由《金匮要略》之栝蒌桂枝汤去大枣加独活而成。栝蒌桂枝汤以治"太阳病，其证备，身体强"柔痉之证。药用独活，以其独除太阳经之风寒，主治一身尽痛之候。合入三黄汤，重用白芍，乃《伤寒论》桂枝新加汤，乃为太阳证兼身痛证之治用。《素问·评热病论》云："邪之所凑，其气必虚。"故阴阳俱微、营卫气血不足而成血痹，方又寓《金匮要略》之黄芪桂枝五物汤之治。病三日，经治发热已除，然身痛仍在，说明病仍在太阳经。证为表邪不解，非桂枝汤所能除者；已汗出，又非麻黄汤可峻汗出，故入麻黄。太阳证，郁结始热，"心中烦，不得卧"。黄芩合芍药，乃少阴热化证之治；《伤寒论·辨少阴病脉证并治》云："少阴病，二三日，咽痛者，可与甘草汤。"本案乃太阳病，热郁少阴，客热咽痛，失音不能言，故一味甘草，名甘草汤，为少阴咽痛证之治。

一纸"三黄独活汤"，彰显了吉忱公"理必《内经》，法必仲景"之临证辨证思维方法。吉忱公谓："药不在多，贵在得宜。"故本案有"三黄独活汤"，一方含众方之效。复云："虽然方不可泥，亦不可遗，当以古方为规矩，合今病而变通。"由此可见，"三黄独活汤"乃熔经方时方于一炉之剂。

2. 二妙阳和汤

方由熟地黄、鹿角胶、麻黄、桂枝、白芥子、赤芍、川芎、防风、牛膝、海风藤、海桐皮、苍术、黄柏、防己、寄生、薏苡仁、柏子仁、甘草、生姜、大枣组成。以其益元通阳，祛风散寒，清热燥湿，通痹止痛之功为治。

验案

贾某，男，22岁，莱阳人。1974年10月16日初诊。

患者今春开始左下肢疼痛，继而左足、右膝关节红肿疼痛，舌赤无苔，脉沉弱而紧。

证属肾元亏虚，筋骨失养，风寒湿凝结关节，郁久化热。治宜益元通阳，祛风散寒，清热燥湿。予二妙阳和汤调之。

处方：熟地黄30g，鹿角胶15g（烊化），当归15g，赤芍 12g，川芎 10g，桂枝、麻黄各 10g，白芥子 12g，羌活、独活各 10g，牛膝 12g，茯苓 15g，柏子仁 12g，防风 10g，海风藤 15g，桑寄生 18g，海桐皮 12g，薏苡仁 15g，苍术 12g，黄柏 10g，防己 10g，甘草 10g，生姜 3 片，大枣 4 枚，为引。水煎服。

10 月 30 日，服药后，肢体活动灵活，关节肿痛悉减，舌赤无苔，脉沉紧。

处方：熟地黄 30g，鹿角胶 15g（烊化），麻黄 10g，白芥子 12g，姜黄 10g，白芷 10g，当归 15g，川芎 10g，赤芍 12g，羌活、独活各 10g，桑寄生 18g，牛膝 12g，茯苓 15g，柏子仁 12g，防风 10g，海风藤 15g，海桐皮 12g，薏苡仁 15g，苍术 12g，黄柏 10g，防己 10g，甘草 10g，炮姜 3g，大枣 4 枚。水煎服。

11 月 19 日，服上药疼痛大减，时有窜痛，晨起时腰痛，舌赤无苔，脉沉细微弦。

处方：当归 15g，熟地黄 30g，赤芍 12g，川芎 10g，麻黄 10g，桂枝 10g，白芥子 12g，姜黄 10g，海风藤 15g，海桐皮 15g，秦艽 10g，牛膝 12g，防风 10g，苍术 12g，黄柏 10g，防己 10g，桑寄生 24g，炮山甲 15g，黄芪 30g，柏子仁 12g，炙甘草 10g，威灵仙 10g，生姜 3 片，大枣 4 枚。水煎服。

12 月 7 日，服药后腰痛若失，身体恢复正常。予加减地黄丸以巩固疗效。

按语：风湿性关节炎，属中医学"痹证"范畴。《素问·宣明五气》篇云："邪入于阴则痹。"意谓邪气侵犯营卫筋骨，则血脉凝滞而成痹。故公有"二妙阳和汤"之施。主以阳和汤，温补和阳，散寒通滞。方中重用熟地黄益肾填精，大补阴血，任为主药；鹿角胶血肉有情之品，生精补髓荣骨，养血助阳；桂枝、生姜温阳散寒而通血脉，均为辅药；麻黄、白芥子协姜、桂散寒滞而化痰结，并与熟地黄、鹿角胶相互制约，共为佐药；甘草解毒，调和诸药以为使。诸药合用，则通而不散，补而不滞，乃寓攻于补之方，相辅相成之剂。阳和汤何以治痹？公以《景岳全书》之论解之："此乃血气受寒则凝而留聚，聚则为痹，是为痛痹，此阴邪也……诸痹者皆在阴分；亦总由真阴衰弱，精血亏损，故三气得以乘之。经曰邪入于阴则痹，正谓此也。是以治痹之法，最宜峻补真阴，使气血流行，则寒随去，若过用风湿痰滞等药，再伤阴分，反增其病矣。"吉忱公评云："其论述痹证之病因、病机及治则，提示了阳和汤之适应证。该方为清·王洪绪所立，鹤膝风列为阳和汤主治之首，故今用治痹证，非出臆造也。"方佐独活寄生汤，乃增其和营卫、补气血、祛风散寒胜湿之功。盖因湿邪凝滞关节，郁久化热，部分关节红肿，乃局部成热痹也，故以二妙散、海桐皮、海风藤、防己、薏苡仁以清利湿热。药用柏子仁，以其甘平入心脾，而畅中快膈，公谓："此顾护心气心脉之用也，以杜风湿热、风湿性心脏病之发。"

3. 消痹万应丸

方由黄芪、桂枝、麻黄、苍术、白术、威灵仙、姜黄、当归、黄柏、赤芍、白芍、制川乌、蚕沙、萆薢、鸡血藤、薏苡仁、羌活、独活、防风、木瓜、牛膝、知母、白芷、茜草、制马钱子、没药、土元、炙甘草、焦枣仁，蜜丸而成。以其祛风胜湿，温经散寒，滋阴清热，调和营卫，养血通络之功为治。

验案

李某，男，42岁，栖霞人，农民。1982年8月9日初诊。

患者肢节疼痛经年，形寒肢冷，身体消瘦，关节不可屈伸。近1个月来病情加剧，下肢关节疼痛加重，双膝、踝关节灼热肿痛，痛不可触。兼头眩短气，口渴，烦闷不安，呈痛苦貌。舌质淡，苔黄白相间，脉寸关细数，两尺弱。

证属寒热错杂之痹证。治宜祛风胜湿，温经散寒，滋阴清热，调和营卫，养血通络。因患者家境困难，予消痹万应丸治之。

处方：黄芪30g，桂枝15g，麻黄15g，苍术、白术各15g，威灵仙12g，姜黄15g，当归20g，黄柏15g，赤芍、白芍各18g，制川乌15g，蚕沙50g，萆薢15g，薏苡仁60g，羌活、独活各15g，防风15g，白芷15g，木瓜12g，牛膝12g，知母 15g，鸡血藤 30g，茜草 15g，制马钱子 10g，没药 25g，土元 20g，炙甘草 15g，焦枣肉 15g。

上药共为细末，炼蜜为丸，每日早晚，空腹 5g，白水黄酒各半温服。

另嘱采杨树枝、柳树枝、桑树枝、槐树枝、桃树枝各 7 枝，每枝约筷粗尺长，切寸长，烧水浴足。

9 月 26 日复诊，患者面色红润，活动自如。欣言相告：关节肿痛已除，肢体活动自如，已能下地劳作，唯行路、劳作时间稍长，仍有痛感。查舌淡红，苔薄白，六脉沉弱。

予以原方去麻黄、苍术、黄柏、羌活，加穿山龙 30g，伸筋草 15g，透骨草 15g，豨莶草 15g，桑寄生 15g。同法制成丸剂续服。

按语：此案患者乃久患风寒湿痹，三邪流注筋脉关节，气血运行不畅，故有关节肿痛之候。痹阻日久，正气日衰，邪气日盛，耗阴灼津，故见形体消瘦。湿无出路，流注下肢，故膝、踝关节肿痛。湿邪郁久化火，故下肢关节灼热且痛。此乃风寒湿邪外袭日久化热之候，故本患者为寒热错杂之痹，而有"消痹万应丸"之用。方中主以《金匮要略》桂枝芍药知母汤祛风胜湿，温经散寒，滋阴清热。方中桂枝、麻黄祛风通阳，姜黄温经通脉、活血行气，白术、防风祛风除湿，知母、芍药清热养阴，甘草和中。因虑其祛邪之力不足，则"病历节不可屈伸，疼痛"难除，故以《金匮要略》之乌头汤（麻黄、芍药、黄芪、甘草、川乌、蜜）佐之，以增其温经散寒、除湿解痛之功；因膝、踝关节红肿灼痛，为防其湿热壅盛，故予二妙散，以黄柏苦寒清热燥湿，苍术苦温，化痰燥湿，二药合用，以增清热燥湿之力；《素问·评热病论》云："邪之所凑，其气必虚。"《灵枢·口问》云："故邪之所在，皆为不足。"故方用当归、黄芪，乃《内外伤辨惑论》之当归补血汤之谓；黄芪与桂枝、芍药、大枣、生姜，乃《金匮要略》之黄芪桂枝五物汤，以和营卫，补气血之用而除痹。方中伍之独活、防风、威灵仙、蚕沙、白芷、萆薢、薏苡仁，以增其祛风、胜湿、散寒之力；药用马钱子、土元、鸡血藤、茜草、没药、木瓜、牛膝，乃舒筋通络、活血止痛之伍。以蜜为丸，乃"丸取其缓"之意。五枝熏洗剂，乃治痹之外治法也。

二诊时，关节肿痛已除，寒热错杂之证悉除，故去二妙散及开腠发汗之麻黄、羌活，增其舒筋通络之品。

清·吴瑭云："医，仁道也。而必智以先之，勇以副之，仁以成之。"《汤液本草》云："大抵汤者荡也，去大病用之；散者散也，去急病用之；丸者缓也，不能速去之，其用药之舒缓而治之意也。"本案以丸剂、熏洗剂而愈病，可见公乃"智""勇""仁"者之医也。余习医之初，公即以元·王好古之语训之："盖医之为道，所以续斯人之命，而与天地生生之德，不可一朝泯也。"公一生躬身力行之。此案患者乃一农民，家庭经济困难，公予以丸剂及外治之法，其济世利众之心彰也。

二十八、热痹

白虎桂枝二妙汤

方由石膏、桂枝、牛膝、桃仁、生地黄、川芎、红花、赤芍、防己、秦艽、羌活、独活、苍术、白术、知母、丝瓜络、黄柏、西河柳、威灵仙、甘草组成。以其清热燥湿、活血通络之功，为治热痹之良方。

验案

例1：王某，男，9岁。1973年5月12日初诊。

患者起病5天，发热，咽痛，伴游走性关节疼痛。发病第二天，即见左踝关节肿胀疼痛，行走不便，继之右膝关节亦肿大而痛，体温40.6℃，舌苔薄白，脉滑数，面色萎黄，咽部充血，扁桃体Ⅱ度肿大，肺部听诊无杂音，心尖区2级收缩期杂音。实验室检查示：白细胞计数7.9×10^9/L，中性粒细胞0.58，淋巴细胞0.42，抗"O"833U/mL，黏蛋白16mg/24h，红细胞沉降率116mm/h。心电图检查示：左心室肥大。本院内科诊为风湿热。

证属湿邪入经，化热侵络。治宜清热燥湿，活血通络。予白虎桂枝二妙汤调之。

处方：石膏30g（先煎），桂枝10g，牛膝10g，桃仁12g，生地黄15g，川芎10g，红花10g，赤芍10g，防己10g，秦艽10g，羌活、独活各10g，苍术10g，白术15g，知母10g，丝瓜络15g，黄柏10g，西河柳30g，威灵仙10g，甘草10g。5剂，水煎服。

服药后，诸痛悉减，仍宗原意。上方加鸡血藤30g，忍冬藤30g，海风藤30g，海桐皮30g。水煎服。续治2周，病臻痊愈。

按语：明·王肯堂《证治准绳》云："痹者，闭也。五脏六腑正气为邪气所闭，则痹而不仁。"清·林珮琴《类证治裁》云："其历节风，痛无定所，遍历骨节，痛如虎啮，又名白虎历节。"故本案属热邪壅于关节，而成白虎历节。又因气血郁滞而致热痹，故公予以清热燥湿，活血通络之法，故有"白虎桂枝二妙汤"之施。该方主以《金匮要略》之白虎加桂枝汤（生石膏、知母、甘草、粳米、桂枝）、《丹溪心法》之二妙散（黄柏、苍术）合《此事难知》之大羌活汤（羌活、独活、防风、川芎、防己、黄芩、苍术、白术、知母、生地黄、细辛、黄连、甘草）化裁而成。方中桃仁、红花、赤芍、丝瓜络佐川芎以活血通络；秦艽、牛膝、威灵仙祛风胜湿，舒筋通络。

药用西河柳，又称柽柳，其辛散外达之性，善解血分之毒。现代药理研究表明，其含有柳苷，即水杨素、槲皮黄碱素等，具调节体温，扩张血管，发表解肌之功。而方中诸藤、诸络，皆活血通络之药。故理、法、方、药朗然，内服与外治合用，收效于预期。

例2：杨某，男，13岁。1976年9月12日初诊。

患者低热，已有2月余，体温37.6℃，伴全体不适，关节灼热酸痛，经解放军145医院诊为风湿热。刻下症见：纳呆，体瘦，头痛，烦躁，汗出恶风，苔黄燥，脉滑数。

证属热邪壅于肌腠关节而致热痹。治宜清热通络，祛风胜湿。予白虎桂枝二妙汤。

处方：石膏30g（先煎），知母10g，黄芪30g，党参10g，苍术、白术各10g，黄柏10g，桂枝10g，白芍12g，秦艽10g，熟地黄15g，当归10g，川芎10g，牛膝10g，忍冬藤60g，桑椹子15g，茯苓10g，石斛10g，炙甘草10g，桑枝10g。5剂，水煎服。并予以外治处方，嘱在当地医院守方续服。

9月29日，患者父亲欣然相告，服药15剂，体温正常，诸痛悉除，病臻痊愈。因时值仲秋，草木青青，嘱其用鲜鬼针草、杨树枝、柳树枝、艾草各60g，烧水浴足，以防复发。

按语：风湿热属中医"痹证"范畴。《素问·宣明五气》篇云："邪入于阴则痹。"《素问·痹论》云："痹或痛，或不痛，或不仁，或寒，或热，或燥，或湿，其故何也……其热者，阳气多，阴气少，病气胜，阳乘阴，故为痹热。"《素问·四时刺逆从论》云："厥阴有余病阴痹，不足病生热痹。"由此可见，痹证，是由邪气留着人体肌腠关节筋骨，血气运行闭阻而造成的一种病证。本案患者发热，痹痛而有灼热感，是为肝肾之阴血不足，阳邪偏胜所致，故公有"白虎桂枝二妙汤"之施。以清热通络之法，佐以养肝肾、补气血之味而治之。方主以白虎加桂枝汤及二妙散、忍冬藤、秦艽、桑枝、石斛、牛膝、芍药，以建清热养阴、调和营卫之功；因患者为一少年，阳有余而阴不足，故辅以加味当归补血汤，以成养肝肾、补气血之功；黄芪桂枝五物汤、四君子汤、四物汤、桑椹子，具益气血、和营卫、活络通痹之功。

此案守方 15 剂而告愈，处方虽平淡，实收奇效，故请公释迷。公以宋·陈自明语解之："用药之法，有是病必用是药。"论及方剂加减之要，公以明·孙一奎语告云："然以一药而类治各经之证，苟用其方而不知其所以立方之意，则未免有执一之弊。"

二十九、尪痹

阳和桂枝汤

方由熟地黄、肉桂、桂枝、白芍、麻黄、白芥子、炮姜、鹿角胶、阿胶、黄芪、当归、茜草、片姜黄、防风、苍术、桑枝、大枣、炙甘草组成。以其养肝肾、濡筋骨、温阳解凝、蠲痹通络之功，为治尪痹之良方。

验案

李某，男，28 岁。1974 年 10 月 6 日初诊。

患者自 1971 年开始，下肢及双膝关节肿痛。于今年 2 月，出现双手指关节疼痛，伴晨僵麻木沉重感，倦怠无力，遇冷则重，腰痛，小关节微有变形，指关节出现皮下结节。食欲尚可，二便调，月经正常。舌质淡，苔薄白，脉沉缓。

证属肝肾亏虚，筋骨失濡，寒痰凝滞，痹阻络脉而致尪痹。治宜养肝肾，濡筋骨，温阳解凝，蠲痹通络。师阳和桂枝汤意化裁。

处方：熟地黄 20g，肉桂 6g，桂枝 12g，白芍 30g，麻黄

10g，白芥子 6g，炮姜 3g，鹿角片 15g，阿胶 10g（烊化），黄芪 30g，当归 15g，茜草 10g，片姜黄 10g，防风 10g，苍术 12g，桑枝 30g，大枣 4 枚，炙甘草 10g。水煎服。

11 月 6 日，服药 1 个月，晨僵、肿痛减轻，予原方去桑枝、苍术，加威灵仙 15g，鸡血藤 30g，海风藤 30g，续服。

12 月 2 日，守方服用 20 剂，诸症豁然，小关节仍微有变形，晨僵、肿痛症状悉除，为促其进一步恢复，予以阳和桂枝汤合当归补血汤、桂枝倍芍药汤继服，以固疗效。

处方：熟地黄 18g，肉桂 6g，鹿角胶 10g（烊化），麻黄 6g，白芥子 6g，炮姜 3g，当归 15g，黄芪 30g，桂枝 12g，白芍 30g，地龙 10g，全蝎 10g，鸡血藤 30g，炙甘草 10g，大枣 4 枚。水煎服。

按语：类风湿性关节炎，以其有关节晨僵、疼痛、肿胀、关节活动障碍、关节畸形、皮下结节等临床表现为其诊断要点，病属中医"尪痹"范畴。本案属肝肾亏虚，寒邪痰浊凝滞关节，脉络痹阻而致，故公予"阳和桂枝汤"治之。方中寓阳和汤温阳解凝，荣骨濡筋，蠲痹通络为主方；辅以当归补血汤，大补气血而活血通脉；佐以黄芪桂枝五物汤，和营卫，补气血，行脉通络，而周身之痹痛可解。阿胶佐鹿角，以成大补气血之功；防风、苍术、桑枝以成疏风通络、清热燥湿之治；姜黄、茜草活血通瘀。公临证处方，多数方合而用之，每收卓效。诚如清·徐灵胎所论："盖病证既多，断无一方能治之理，必先分证而施方。"

公用"阳和汤"治疗多种疾病，今用治尪痹，弗明不解，遂请公释迷。公谓"王洪绪《外科全生集》用治鹤膝风，列为阳和汤主治之首，故用治类风湿病非臆造也。"昔张介宾云："此乃血气受寒则凝而留聚，聚则为痹，是为痛痹。"治之之法，宜温补和阳，散寒通滞。故方中重用熟地黄益肾填精，大补阴血任为主药。鹿角胶为血肉有情之品，生精补髓，养血助阳，且鹿角胶由鹿角熬化而成，骨属，"禀纯阳之质，含生发之机"，而强筋健骨，通利关节。佐以肉桂、姜炭温阳散寒而通血脉，均为辅药。麻黄、白芥子协助姜、桂以散滞而化痰结，并与熟地黄、鹿角胶相互制约而为佐药。甘草调和诸药以为使药。方中熟地黄、鹿角胶虽滋腻，然得姜、桂、麻黄、白芥子宣通，则补而不滞、通而不散，乃寓攻于补之方，相辅相成之剂。诸药配伍，共奏温阳散寒之施，而成养血通脉之功。犹如"阳光普照，阴霾四散"，故有"阳和"之名。

三十、脉痹

1. 阳和四物汤

方由熟地黄、鹿角霜、生麻黄、桂枝、炮姜、白芥子、炮山甲、怀牛膝、当归、川芎、赤芍、桃仁、红花、鸡血藤、木通、地龙、土元、炙甘草组成。以其温阳散寒、调和营卫、养血通脉之功，为治脉痹之良方。

验案

吴某，男，63 岁，黄县人。1980 年 4 月 26 日初诊。

患者 40 年前溺水，遂发冷高热昏迷四五日，然后头痛，双下肢浮肿疼痛，屡发屡止多年不愈。现右下肢小腿皮肤发硬发黑，触之有大小不等的硬核，脚踝至膝盖皮肤如黑色镜癣，两腿浮肿，小便涩赤，时有欲尿不畅之感，头痛，发白。舌淡质赤，六脉沉涩而微。

证属肾阳不足，营血瘀阻，脉络不通，湿浊注于下肢而致脉痹。治宜和血温经通脉。师阳和四物汤意化裁。

处方：熟地黄 30g，鹿角胶 30g（烊化），生麻黄 6g，桂枝 10g, 炮姜 3g, 白芥子 6g, 炮甲 6g, 怀牛膝 12g, 当归 15g, 川芎 12g, 赤芍 12g, 桃仁 10g, 红花 10g, 鸡血藤 20g, 木通 10g, 地龙 10g, 土元 12g, 炙甘草 10g。水煎服。

4 月 30 日，服药 4 剂，双下肢浮肿减，硬核皮肤变软。予上方加黄芪 30g, 皂角刺 10g, 浙贝 10g, 继服。

5 月 22 日，续服 20 剂，诸症豁然，守方续服，并嘱以药渣合鬼针草 60g, 杨树枝、柳树枝、鬼箭羽各 30g, 水煎熏洗双下肢，以资祛瘀通脉之功。

1 年后，患者欣然来信相告：守方服用中药 120 剂，辅以熏洗剂，诸症悉除，病臻痊愈。

按语：此案患者由于肾元亏虚，营卫失和，而下肢脉络不通（浅静脉曲张），血脉瘀滞遂成脉痹。由于痰湿与瘀血互结而成硬核，故公认为治之之法，宜温补和阳，活血通脉，化痰导滞。故有"阳和四物汤"之施，内寓阳和汤，方中重用熟地黄益肾填精、大补阴血为主药；鹿角胶为血肉有情之品，生精补髓，养血助阳，且鹿角胶由鹿角熬化而成，"禀纯阳之质，含生发之机"，而活血通脉，任为辅药；肉桂（代之桂枝）、姜炭温阳开腠而通血脉；麻黄、白芥子协助姜、桂散滞而化痰结，并与熟地黄、鹿角胶相互制约而为佐药；甘草解毒、调和诸药以为使药。方中熟地黄、鹿角胶虽滋腻，然得姜、桂、麻黄、白芥子宣通，则通而不散，补而不滞，乃寓功于补之方，相辅相成之剂。诸药配伍，共奏温阳散寒之功，而成养血通脉之勋。犹如"阳光普照，阴霾四散"，故有"阳和"之名。方中之桃红四物汤、二虫、木通、炮甲、牛膝、鸡血藤，以活血逐瘀通脉；合以桂枝汤和营卫，调气血。故诸方诸药合用，则脉痹可除，而收效于预期。

2. 阳和通脉汤

方由熟地黄、鹿角胶、肉桂、姜炭、麻黄、黄芪、当归、红参、乳香、川牛膝、金银花、苍术、黄柏、炙甘草，黄酒为引组成。以温阳开腠，活血化瘀，益气通脉，清利湿热之功而为其治。

验案

贾某，男，43岁，栖霞人。1964年5月14日初诊。

患者患血栓闭塞性脉管炎年余，在当地公社医院治疗罔效。经人推荐来院求治。症见左足大趾，皮色紫红，有片状瘀血，趾端轻度感染，有小米粒大小之溃破点且流血水，足二、三趾亦疼痛难忍，趺阳脉弱。舌苔白腻中心黄，脉沉而微数。

证属气滞血瘀兼湿热之候。宜温阳开腠，活血化瘀，益气通脉，佐以清利湿热之治。予阳和通脉汤调之。

处方：肉桂6g，姜炭6g，麻黄3g，鹿角胶10g（烊化），熟地黄20g，黄芪20g，当归15g，红参12g，乳香珠3g，川牛膝12g，金银花15g，苍术12g，黄柏10g，炙甘草10g。黄酒为引，水煎服。

5月25日，服药10剂，患趾皮肤片状瘀血消退，趾端溃破口愈合。予以原方去二妙散、金银花，加忍冬藤30g、鸡血藤30g，续服。

6月27日，患者欣然相告：续治月余，诸症悉除。予圣愈汤以固疗效。

处方：熟地黄20g，制白芍15g，川芎10g，当归15g，红参20g，黄芪20g，鸡血藤30g。水煎服。

按语：此案乃血虚寒凝，气滞血瘀兼局部湿热蕴结之证。公谓"趺阳脉弱，六脉沉而微数，及趾端溃血水，乃毒痰凝结之候，治之之法，非麻黄不能开其腠理；非肉桂、姜炭不能解其寒凝，此三味药性虽似酷暑，不可缺也。俾腠理一开，寒凝一解，气血乃行，毒亦随之消也，故王洪绪在《外科全生集》中，以三药之效首创'阳和丸'"。吉忱公予阳和丸易汤，加鹿角胶、熟地黄、鸡血藤，大补阴血以助阳和；药用当归、黄芪、红参，乃当归补血汤、参芪汤之用，以资大补气血，益脉通痹之功；川牛膝引药下行，兼以养肝肾，渗湿邪之功；乳香活血理气止痛。诸药相伍，吉忱公名之曰"阳和通脉汤"。苍术、黄柏清热燥湿，甘草解毒，则湿热之毒得清；黄酒为引，鼓舞血行，载药以达肌腠、趾端。故诸药合用，则血虚得补，寒凝得解，气滞得通，湿毒得除，脉痹得愈。因郁热湿毒得解，故二诊时去二妙散、双花，加二藤以增其通脉导滞之功。三诊时病已痊愈，故予

《医宗金鉴》之血栓闭塞性脉管炎恢复期之用方圣愈汤，方寓四物汤补血调血，参、芪益气通脉。

3. 阳和八珍汤

方由熟地黄、肉桂、麻黄、制附子、干姜、鹿角、白芥子、当归、川芎、赤芍、制白芍、红参、炒白术、茯苓、白芷、炙甘草、黄酒组成。以其温阳通脉、活血化瘀之功，为治脉痹之良方。

验案

徐某，男，62岁，莱西人。1976年11月21日初诊。

患者患血栓闭塞性脉管炎年余，在当地医院医治罔效。足趾喜暖怕凉，右足大、二趾皮色泛红，有片状瘀血，足大趾胀痛，趺阳脉弱，六脉微细。

证属血虚寒凝，气滞血瘀。宜温阳通脉，活血化瘀。予阳和八珍汤调之。

处方：熟地黄15g，肉桂6g，麻黄6g，制附子10g，干姜6g，鹿角片10g，白芥子6g，当归30g，川芎12g，赤芍15g，制白芍12g，红参10g，炒白术15g，茯苓15g，白芷10g，炙甘草10g，黄酒为引。水煎服。

11月27日，服药5剂，足胀痛减。予原方加炮甲10g，川牛膝15g，苏木10g，泽兰10g，续服。

12月8日，续服10剂，足趾怕凉、胀痛、瘀斑悉除，效不更方。继服30剂，患者来诊，欣言相告，足趾无不适。诊跗阳脉复，迟而缓，六脉虽沉，然有力。嘱每日制附子10g，红参6g，黄芪15g。水煎服，续治月余，以固疗效。

按语：此案乃血栓闭塞性脉管炎之营养障碍期，为中医寒凝血瘀证者。故吉忱公合阳和汤、八珍汤二方之效，名之曰"阳和八珍汤"。方以阳和汤伍白芷，温阳散寒，养血通脉；八珍汤大补气血，化瘀通脉；加附子一味，又寓参附汤、四逆汤二方之效，以成温阳复脉之用。故服药5剂，而"足胀痛减"。二诊时药加炮甲、川牛膝，以增其通脉散结之功；入苏木、泽兰、赤芍，以倍活血化瘀渗湿之效。故续治2个月，而病臻痊愈。嘱服附子、人参、黄芪作饮者，乃参附汤、参芪汤、芪附汤三方之用也。以其大补元气，温阳通脉之治，以固疗效。

4. 阳和四逆汤

方由熟地黄、鹿角胶、麻黄、乳香、白芥子、肉桂、干姜、制附子、怀牛膝、鸡血藤、当归、浙贝母、炙甘草、黄酒组成。以其养血通脉、温经散寒之功，为治脉痹而设方。

验案

倪某，男，49岁。1975年6月20日初诊。

患者肢端畏寒、发凉、酸胀，皮色略见苍白，足大趾皮肤温度低，足背动脉搏动减弱，舌淡苔薄白，脉沉细。

证属血虚寒凝脉痹。治宜养血通脉，温经散寒。予阳和四逆汤治之。

处方：熟地黄 30g，鹿角胶 6g（烊化），麻黄 3g，乳香 10g，白芥子 6g，肉桂 3g，干姜 6g，制附子 10g，怀牛膝 12g，鸡血藤 30g，当归 15g，浙贝母 12g，炙甘草 10g。黄酒为引，水煎服。

6 月 26 日，服药 5 剂，趺阳脉搏动有力，趾端畏寒发凉减。予以原方附子加至 30g（先煎沸 30 分钟），黄芪 60g。水煎服。

7 月 18 日，续服 20 剂，趺阳脉搏动自力，足趾肤色正常。去浙贝母，制附子用常量，续服，以固疗效。

按语：《灵枢·痈疽》云："发于足指，名脱痈，其状赤黑，死不治；不赤黑，不死。"表述了脱痈（疽）之状及预后。此案乃血栓闭塞性脉管炎之局部缺血期，属中医之血虚寒凝证。历代医家将此病列为"脱疽"范畴，而公谓此证型因其脉沉细，趺阳脉弱，可从"脉痹"论治。本案患者"肢端畏寒发凉""足大趾皮肤温度低"，故以血虚寒凝为证，治之之法，当予温补和阳，散寒通滞之阳和汤为治。方中重用熟地黄益肾填精、大补阴血，任为主药。鹿角胶血肉有情之品，生精补髓，养血助阳，而为辅药。以肉桂、姜炭温阳散寒而通血脉；麻黄、白芥子协助姜桂散寒而化痰结，共为佐药。甘草解毒、协和诸药，以为使药。方中熟地黄、鹿角胶虽滋腻，然得姜、桂、麻黄、白芥子之宣通，则通而不散，补而不滞，乃寓攻于补之方，相辅相成之剂。诸药配伍，共奏温阳散寒之功，而成养血通脉之勋。犹如"阳光普照，阴霾四散"，故有"阳和"之名。《伤寒论》少阴病篇，有"少阴之为病，脉微细""少阴病，脉沉者，急温之，宜四逆汤"之论。此乃心肾虚衰，阳气衰微，无力鼓动血行，则脉微。本案患者"脉沉细""足背动脉减弱"，乃阴寒内盛之证，治之之法，当予《伤寒论》回阳救逆之四逆汤为治。《素问·至真要大论》云："寒淫于内，治以甘热……寒淫所胜，平以辛热。"故有附子之热，干姜之辛，甘草之甘之治。公谓"却阴扶阳，必以甘草为君；干姜味辛热，必以干姜为臣；附子辛大热，开腠理，暖肌通经，是以附子为使。方由甘草干姜汤合干姜附子汤而成，因其主治少阴病阴盛阳虚之四肢厥逆证，故《伤寒论》名四逆汤。"于是，对血栓闭塞性脉管炎之局部缺血期患者，公合二方之用，名"阳和四逆汤"。当归、鸡血藤、乳香活血止痛；浙贝母软坚散结。诸药合用，则理、法、方、药朗然，仅服药5剂，诸症悉减。为增其开腠暖肌通经之效，故辅以芪附汤，即增大附子用量、加黄芪，续服20剂，而阳和寒解，肢温脉复而病愈。

三十一、腰痛

益元壮腰汤

方由熟地黄、鹿角胶、桂枝、白芍、木瓜、续断、鸡血藤、威灵仙、狗脊、杜仲、鹿衔草、毛姜、地龙、怀牛膝、黄芪、炙甘草、生姜、大枣组成。以其益元荣督、强筋健骨、活血通脉之功，为治形体痹而立方。

验案

林某，男，49岁，部队干部。1974年12月27日初诊。

患者近因晨练，汗出冒风，加之活动不慎，腰肌劳损。症见腰痛，俯仰转侧不利，动则疼痛加剧，步履维艰。既往有跌扑扭伤史。X线拍片检查示第三、四腰椎肥大增生，伴腰椎骶化。舌淡红，苔薄白，舌下赤络暗紫粗大，脉沉细。

证属肝肾亏虚，筋骨失濡，脉络痹阻。治宜益元荣督，强筋健骨，活血通络。予益元壮腰汤治之。

处方：熟地黄20g，鹿角胶6g（烊化），桂枝12g，白芍60g，木瓜12g，续断12g，鸡血藤15g，威灵仙15g，狗脊

12g，杜仲 12g，鹿衔草 20g，毛姜 20g，地龙 10g，怀牛膝 12g，黄芪 30g，炙甘草 15g，生姜 3 片，大枣 4 枚为引。水煎服。

外用方：血竭 30g，没药 30g，乳香 30g，川芎 60g，当归 60g，醋元胡 100g，无名异 100g，生马钱子 60g，生南星 60g，生川乌 60g，川芎 60g，当归 60g，防风 60g，冰片 10g，生甘草 30g。共研细末，每次 60g，醋、热水各半，调糊敷腰部。

1975 年 1 月 20 日，经治 3 周，服中药 20 剂，腰痛已除，唯活动量大则仍有痛感。守方加乌蛇 10g，土元 10g，当归 15g，水煎服。外治方仍续用。

2 月 11 日，患者欣言相告：续服中药 15 剂，病臻痊愈，可做慢跑步运动。

按语：增生性骨关节病，乃老年关节退行性病变。盖因腰为肾之外府，督脉之外垣，因肾元亏虚，督脉失濡，筋骨失养，故腰痛生焉。治之之法，公谓当予益元荣督，强筋健骨，养血通络之剂，而立"益元壮腰汤"。方中主以熟地黄益肾填精，大补阴血，任为主药；鹿角胶为血肉有情之品，生精补髓，养血助阳，强筋健骨，通利关节，而为辅药；伍桂枝汤、黄芪桂枝五物汤，乃和营卫、益气血之用；威灵仙辛散善走，性温通利，能通行十二经，既可祛在表之风，又能化在里之湿，通经达络，可导可宣，为祛除风湿痹痛之要药；狗脊、杜仲、木瓜、续断、怀牛膝、鸡血藤、鹿衔草、毛姜乃公变通《证治准绳》之续断丹，为养肝肾，强筋骨，活血通络之用。故诸药合用，药仅 20 剂，辅以活血通络，化痰开结之外敷方，即收效于预期。二诊时，予以土元、乌蛇伍地龙，乃增其活血通脉，解痉通络之功。药用当归伍黄芪，乃当归补血汤之谓，以除"邪入于阴则痹"之弊。腰椎病之腰痛，可称"肌痹"，而有当归补血汤之用；或称"筋痹"，而有柳氏续断丹之用；或称"骨痹"，而有益元荣骨方（熟地黄、鹿角胶、毛姜、鹿衔草）之用；或称"血痹"，而有黄芪桂枝五物汤之用。

可准之谓"法"，不易之谓"方"。法因证立，方随法处。辨证固要准确，立法务须精当，方药则可精确无误，始克效于预期。故公谓"处方是施治的重要环节，临证如临阵，用药如用兵。一药之效，乃单兵之勇；众方之妙，乃组阵之法，用将之道"。故其临证，处方药物不多，若排兵布阵，病机丝丝相扣，携众方诸药之妙，而陈疴顽证，多收效于预期。

三十二、腿痛

健步汤

方由木瓜、怀牛膝、杜仲、丹参、当归、桂枝、秦艽、防风、苍术、川羌、木香、元胡、甘草、黄酒组成。以其养肝肾、和营卫、强筋骨、疏风散寒之功，为治形体痹之良方。

验案

丁某，男，42岁，农民。1995年10月16日初诊。

患者素体禀赋不足，1周前因寒夜秋收劳作，汗出感受风寒湿邪，遂发腿痛，关节重着，痛不可屈伸，遇寒加剧。查局部肤色不变，触之不热，苔薄白，脉弦紧。

证属肝肾亏虚，复感风寒湿邪，营卫失和，致筋脉挛急，遂发腿痛。治宜养肝肾，强筋骨，和营卫，疏风散寒祛湿。予《儒医指掌》之健步汤。

处方：丹参30g，当归尾12g，怀牛膝12g，杜仲12g，木瓜10g，桂枝10g，木香6g，苍术10g，羌活10g，元胡10g，秦艽10g，防风10g，甘草6g。兑黄酒水煎，空腹服。

10月22日，服药5剂，腿痛略减，仍遇寒加重。予上方加熟地黄20g，熟附子10g，鹿角胶6g（烊化），穿山龙15g，伸筋草15g，鹿衔草15g，酒水煎服。

11月10日，续服15剂，诸症豁然，唯快步行走时感不适。予以伸筋丹、十全大补丸续服，以固疗效。

按语：《素问·长刺节论》云："病在筋，筋挛节痛，不可以行，名曰筋痹……病在肌肤，肌肤尽痛，名曰肌痹……病在骨，骨重不可举，骨髓酸痛，寒气至，名曰骨痹。"公谓："足少阴肾经主骨，足厥阴肝经主筋，足太阴脾经主肉，故筋痹、肌痹、骨痹，皆形体痹之类也。尽管因感风寒湿邪而发，而病症加重，盖因素体禀赋不足，肝肾亏虚，脾虚失运，先后天俱不足之谓也。"故予以清·孙侚《儒医指掌》之健步汤。健步者，方中怀牛膝、杜仲、木瓜，养肝肾以强筋骨也；药用丹参、当归、元胡、桂枝、甘草，以实肌腠，和营卫也；木香辛苦香燥，取其可升可降之性，而行气止痛；秦艽、防风，以成其祛风止痛之用；苍术、羌活，以助其散寒祛湿之功，共成达邪之用；酒煎，以其辛甘大热之性，以活血温经。故诸药合用，而诸形体之痹证悉除，腿痛之疾得愈，可健步以行，故名健步汤。

二诊时，加熟地黄、鹿角胶、鹿衔草，以增其强筋健骨之用；入穿山龙、伸筋草，乃舒筋通经之施。故续服15剂，而收效于预期。而十全大补丸、伸筋丹，以其益气血，强肝肾，舒筋通络之功，为防其复发之用。

三十三、足跟痛

1. 益元荣骨汤

方由熟地黄、鹿角胶、当归、白芍、牛膝、续断、寄生、制川乌、杜仲、鹿衔草、菟丝子、枸杞子、淫羊藿、元胡、毛姜、防风、白芷、甘草组成。以其滋肾荣骨，和血祛瘀，通络镇痛之功为治。

验案

于某，男，42 岁，山东利津县干部。1979 年 1 月 4 日初诊。

患者走路疼痛，视外踝关节上段肥大如赘肉，根部连及足跟疼痛难忍，不能工作，曾于多地就医，诊治效果均不显著，苦于此病久治无效而失去信心。今经其亲戚介绍来诊。查舌淡无苔，脉两尺沉而濡。X 线片检查示：右足跟生骨刺。

足跟生骨刺，亦增生性骨关节病也。究其因，则谓"肾之合骨也""邪在骨，则病骨痛阴痹"。故治当滋肾荣骨，和血祛瘀，佐以通络镇痛。予益元荣骨汤内服，二乌透骨方外敷。

处方：熟地黄 30g，鹿角胶 10g，当归 15g，白芍 30g，牛膝 10g，续断 12g，寄生 12g，制川乌 9g，杜仲 12g，鹿衔草 15g，菟丝子 15g，枸杞子 10g，淫羊藿 10g，元胡 10g，毛姜 10g，防风 10g，白芷 10g，甘草 9g。水煎服。

外用方：生川乌 12g，生草乌 10g，透骨草 120g，白芷 10g，细辛 6g，五加皮 60g，牡丹皮 10g，冰片 6g。共为细末，将热醋和药敷于患处，凉则温之再敷，每剂可敷 6 次。

此患者共服药 24 剂，外用方 10 余剂，而痛止肿消恢复工作。

按语：益元荣骨汤乃公所立之方，为肾精亏虚而致骨病之用方。《素问·六节藏象论》云："肾者，主蛰，封藏之本，精之处也……其充在骨。"《素问·逆调论》云："肾者水也，而生于骨，肾不生则髓不能满，故寒甚至骨也。"《灵枢·五色》篇云："肾合骨也。"由此可见，肾气足，肾精密，则骨坚髓满，否则肾元亏虚，则骨痿髓空而骨病也。方中重用熟地黄益肾填精，大补阴血为主药；鹿角生精补髓，养血助阳，"禀纯阳之质，含生发之机"，健骨密髓，而为辅药；佐以当归、白芍、元胡，以养血通脉，二子、牛膝、杜仲、寄生、毛姜、鹿衔草续断以养肝肾，强筋健骨；大剂白芍伍甘草，名芍药甘草汤，乃酸甘化阴，柔濡筋脉，为足跟痛症之效验小剂；川乌、防风、淫羊藿、白芷，乃疏风散寒，祛湿镇痛之用。辅以二乌透骨方外敷，以成温经散寒、活血通脉、解痉止痛之功。故诸方诸法合用，则骨刺得消，跟痛症得解。

验诸临床，此法以其养肝肾，益气血，强筋骨，利关节之效，而适用于因骨质增生而致颈肩腰腿痛者。

2. 益元荣筋汤

方由熟地黄、山萸肉、菟丝子、枸杞子、怀牛膝、鹿含草、毛姜、鹿角胶、地龙、土元、淫羊藿、当归、桂枝、白芍、炙甘草、生姜、大枣组成。以其益肾荣筋，调和营卫，养血通络之功为治。

验案

王某，男，67岁。1973年11月13日初诊。

患者1年前双足跟及跖面疼痛，晨起踩地时痛剧，活动后症状减轻。步行或久立复痛，入冬以来加剧。X线片检查示跟骨骨刺。查：患部无红肿，足跟、跖面部有明显压痛。舌淡红，苔薄白，脉沉。

此乃肝肾亏虚，筋骨失养，营卫失和，而致足跟痛。治宜益元荣筋，调和营卫，养血通络。师益元荣筋汤意内服，佐以骨刺洗方。

处方：熟地黄18g，山萸肉12g，菟丝子15g，枸杞子15g，怀牛膝10g，鹿衔草15g，毛姜15g，鹿角胶10g（烊化），地龙10g，土元12g，淫羊藿10g，当归12g，桂枝12g，制白芍30g，炙甘草 10g，生姜、大枣各 10g 为引。5 剂，水煎服。

外洗方：苍术 30g，白芷 30g，生川乌 30g，生草乌 30g，透骨草 30g，甘草 30g。共为粗末，装袋，煎水 2000mL，另外用醋 500mL，趁热倒入袋内，用脚踏踩。

11 月 19 日，患者欣然相告，药后足跟及足跖面痛若失。效不更方，予 5 剂续服，渍剂法继用。

11 月 25 日，患者主诉足无疼痛，患部亦无压痛，唯用足跟跳跃时仍有痛感。嘱继用"骨刺渍方"以善其后。

按语：足跟痛，又名跟痛症。本病多发于中年以上人群，多属老年关节退行性病变。如《素问·上古天真论》云："丈夫……七八，肝气衰，筋不能动……八八……五脏皆衰，筋骨解堕。"由此可见，人过中年，肝肾亏虚，筋骨失养，是造成筋骨退行性病变的主要病机。故益养肝肾，强筋健骨是治疗骨质增生、骨刺之大法，故有"益元荣筋汤"之施。方寓《证治准绳》之补肾地黄丸，以成益元荣髓，强筋健骨之功；足跟痛，乃筋脉挛急之谓也，当取酸甘化阴之芍药甘草汤以愈之。故佐以桂枝倍芍药，以增其和营卫，补气血，缓急止痛之用，实乃《伤寒论》桂枝加芍药汤。此方之妙在于加倍芍药，与甘草酸甘相辅而化营阴，养血柔筋，而筋脉挛急得解；且芍药能引桂枝，深入阴分，升举其阳，通达阳经之气，而足跟痛症得除。

肾阳虚衰，脾失健运，化生内湿，故入冬加剧。而药用"骨刺渍方"，以其温经散寒，通络祛湿之功，而增其效。

三十四、虚损

平补混元汤

方由熟地黄、当归、白芍、川芎、黄芪、白术、茯苓、枸杞子、山药、陈皮、肉桂、炙甘草、生姜、大枣组成。以其补肾通阳、益元填精、补益脾肺、养肝和胃、和营卫、补气血之功，以疗虚损。

验案

孙某，男，48 岁。1971 年 3 月 11 日初诊。

患者近一年来，因负责筹建国有工厂，筹建厂房，购设备，疲惫不堪。其后遂感胃脘不舒，纳食呆滞，继而神疲嗜卧，少气懒言，心悸怔忡，健忘，失眠，多梦，阳痿，早泄，眩晕，自汗，腰背酸软，筋骨不能自持，面色无华，脱发，形体消瘦，大便溏薄。舌淡红少苔，六脉弱，尺脉迟而细。

证属肝肾心脾诸虚百损之候。故予《儒医指掌》之平补混元汤调之。

处方：熟地黄 12g，当归 10g，白芍 10g，川芎 6g，炙黄芪 10g，白术 15g，茯苓 10g，枸杞 10g，山药 10g，陈皮 6g，肉桂 3g，炙甘草 6g，生姜 3 片，大枣 4 枚。水煎服。

3 月 26 日，经服中药 15 剂，诸症悉减，然仍有形寒肢冷，心悸怔忡，自汗出之候。故予原方倍炙黄芪 20g，加制附子 10g，五味子 10g，浮小麦 30g，丹参 30g，远志 10g，炒枣仁 30g，水煎续服。

4 月 22 日，续治 3 周，患者欣然相告：体健神怡，病臻痊愈。嘱服十全大补丸、金匮肾气丸以固疗效。

按语：虚损又称虚劳，多因脏腑亏损，气血阴阳俱不足，故见诸虚百损之候。《素问·通评虚实论》云："邪气盛则实，精气夺则虚。"复云："气虚者，肺虚也……脉气上虚尺虚，是谓重虚……所谓气虚者，言无常也。尺虚者，行步恇然。脉虚者，不象阴也。"此论言简意赅地表述了虚劳之病因脉证。而《难经·十四难》有"五损"之述："一损损于皮毛，皮聚而毛落；二损损于血脉，血脉虚少，不能荣于五脏六腑；三损损于肌肉，肌肉消瘦，饮食不能为肌肤；四损损于筋，筋缓不能自收持；五损损于骨，骨痿不能起于床。"盖因肺主皮毛，心主血脉，脾纳五味而主肌肉，肝主筋，肾主骨。故"五损"实乃肺、心、脾、肝、肾五脏之虚损也，故有"平补混元汤"之施。而《金匮要略·血痹虚劳病脉证并治》篇中有"虚劳"病脉证治之专论。如有"失精家"之"目眩……发落，脉极虚芤迟……男子失精，女子梦交"之"桂枝龙骨牡蛎汤"之治；有"虚劳里急，悸，衄，腹中痛，梦失精，四肢酸疼"之"小建中汤"之治；有"虚劳里急，诸不足"之"黄芪建中汤"之治；有"虚劳腰痛，少腹拘急，小便不利者"之"八味肾气丸"之治；有"虚劳诸不足，风气百疾"之"薯蓣丸"之治。《儒医指掌·虚损》篇有"凡见诸虚百损，不问先天后天，在肾在脾，将此方（平补混元汤）坚心服之，加以保养，无不愈者"之记。并复云："平补混元汤，总主一切虚病，肾虚、脾虚、气虚、血虚、阴虚、阳虚、里虚、表虚，加减用之皆效。"篇中尚有详尽的加减用法。吉忱公谓"儒医孙侗先生之平补混元汤，实乃赅《金匮要略》虚劳篇诸证候之病机，精练诸方药之功效而立其方。药用黄芪、白术、山药、茯苓、甘草大补元气、益脾肺，以疗脾肺之虚损；当归、白芍、川芎养血补血、益心肝之精血，以疗心肝之虚损；熟地黄、肉桂、枸杞，补肾通阳、益肾填精，以疗肾元之虚损；陈皮以其味辛性温，其气芳香入脾肺，功于健脾和胃，理气燥湿；姜、枣和营卫，益气血。故诸药合用，则'诸虚百损'之证可解。"故经治月余，药用36剂，而收效于预期。

三十五、中风

圣愈桂枝汤

方由红参、黄芪、当归、川芎、赤芍、制白芍、熟地黄、桂枝、桃仁、丹参、地龙、土元、水蛭、鼠妇、陈皮、怀牛膝、炙甘草、生姜、大枣组成。以其补气血，和营卫，通脑络之功以愈中风。

验案

林某，女，59岁。1951年7月28日初诊。

患者既往有风湿性心脏病史20余年，伴心房纤颤。于今晨起即感右侧上下肢瘫痪，伴胸闷，心动悸，关节酸痛，面色萎黄，自汗出，神识尚清，无口眼歪斜，血压亦正常。查：舌淡红，苔薄白，脉沉细无力。

证属心脾两虚，营卫失和，脑络瘀阻之证。治宜补气血，和营卫，通脑络。予以圣愈桂枝汤治之。

处方：红参10g，黄芪90g，当归12g，川芎12g，熟地黄15g，赤芍15g，制白芍15g，桂枝12g，桃仁10g，丹参

30g，地龙 12g，土元 30g，水蛭 10g，鼠妇 10g，陈皮 10g，怀牛膝 15g，炙甘草 10g，生姜 3 片，大枣 4 枚。水煎服。

灸内关、食窦、中脘、关元、足三里、冲阳、太溪、昆仑，手足阳明盛络刺。

7 月 31 日，经治 3 日，肢体瘫痪之症悉减，然仍心动悸、胸闷。合入生脉饮意，原方加麦门冬 30g，五味子 10g，黄精 30g，继服。

8 月 6 日，续治 6 日，胸闷、心动悸已缓，上肢活动可，已能下地行走。守方续服。

按语：本案患者有风心病及心房纤颤史，发病当为血栓脱落堵塞脑血管而致脑梗死。故吉忱公有圣愈桂枝汤之施。方中实寓圣愈汤合黄芪桂枝五物汤，圣愈汤为李东垣为气血亏虚证而设之方，方以四物汤以养血活血通脉；人参大补脾肺之元气，脾为生化之源，肺主一身之气，脾肺气足，则一身之气皆旺，乃虚劳内伤之第一要药，单味用之，为《医方类聚》之独参汤，乃扶阳救阴之用方；黄芪味甘性温，质轻皮黄肉白，故清·黄宫绣谓其"能入肺补气，入表实卫，为补气诸药之最，是以有耆之称"。需补血者，可重用本品与当归同用，名当归补血汤。故圣愈汤寓四物汤、当归补血汤、独参汤诸方之效，而有益气养血起痿之功。方加桂枝倍芍药，乃仲景桂枝加芍药汤，具和营卫，益气血之用，可解肢体痿废挛痛之症；方合黄芪、牛膝、桃仁，为加味黄芪桂枝五物汤之伍，又增养肝肾之用。方加土元、水蛭、鼠妇、丹参，以佐地龙活血通脉之功；《本草求真》谓陈皮"主脾肺，调中快膈"，"同补剂则补"，故配参、芪则助其益气之功，并使之补而不滞。故诸药合用，共成补气血、和营卫、通脑络之效，药用3剂即见初效。二诊时因其心动悸、胸闷之症未解，故方入麦门冬、五味子，与人参乃生脉饮之伍，为益气养阴濡心脉之治；《博爱心鉴》之保元汤，药由参、芪、肉桂、甘草组成，生脉饮与黄芪、桂枝、甘草为伍，乃成生脉保元汤之伍，为陈旧性心脏病阴阳俱虚证之用方。此案用黄精一味，公谓其味甘、性平、益脾，可使五脏丰盈，精充神固，甘润之味能养血，故为补益脾胃之圣品。土为万物之母，母得其养，则水火既济，金木调平，诸邪自去，而五脏安和。公名之曰"加味保元汤"，用之而心悸、胸闷诸候悉除。

其灸法，乃取宋·窦材灸法，此其补虚损之大法；手足阳明盛络刺，乃《内经》益气血、活络通脉之用方，公谓此乃通痹起痿必用之法，尤为中风后遗症之效方。

三十六、瘿瘤

柴胡生脉饮

方由柴胡、人参、麦冬、五味子、桂枝、龙骨、牡蛎、木香、青皮、炒枣仁、远志、郁金、茯苓、枳壳、厚朴、白术、菊花、甘草、生姜组成。以其疏肝解郁、益气养阴、化痰开结、养心安神之功，为治疗瘿瘤之良方。

验案

阮某，女，27岁，工人。1981年3月3日初诊。

患者素有甲状腺功能亢进症史，颈前粗大重坠，心悸，心尖区第一心音亢进，伴易怒多疑，思虑多，失眠，神志萎靡不振，生气时两上肢战栗，心慌不安，目视无神，愁苦容，言语低沉，不时嗳气，胸闷气短，纳呆。育有一女已周岁，产期顺利。查舌淡无苔，质地胖嫩，六脉沉弱而短。

证属肝郁脾虚，心气不足。当以疏肝解郁，益气养阴，化痰散结为治，佐以养心安神之法。予柴胡生脉饮调之。

处方：柴胡10g，桂枝9g，龙骨30g（先煎），牡蛎30g

（先煎），广木香 10g，青皮 10g，炒枣仁 30g，远志 10g，郁金 10g，茯苓 12g，枳壳 10g，麦冬 10g，五味子 10g，厚朴 10g，人参 20g，白术 10g，杭白菊 12g，甘草 10g，生姜 3 片为引。5 剂，水煎服。

3 月 9 日，服药后病情有所好转，但遇事仍有多疑之象，脉沉濡无力，舌淡无苔。

处方：柴胡 12g，人参 20g，麦冬 12g，桂枝 9g，龙牡各 30g，龟甲 10g（先煎），炒枣仁 30g，五味子 10g，郁金 10g，夜交藤 20g，白术 12g，茯苓 12g，桑椹子 30g，广木香 10g，钩藤 15g，瓜蒌 10g，白芍 12g，橘红 12g，远志 10g，甘草 15g。水煎服。

6 月 15 日，经治 3 个月，诸症豁然，颈前重坠感亦除。原方续服以固疗效。于甲状腺肿大处敷化核膏。

处方：大戟 10g，甘遂 10g，南星 10g，姜半夏 10g，天虫 10g，琥珀 4g，硇砂 3g，麻黄 12g，白芥子 12g，朴硝 15g，藤黄 10g，章丹 250g，香油一斤。如熬常规黑膏药法，摊贴之。2 日 1 换。

按语：《诸病源候论·瘿候》有"瘿者，由忧恚气结所生"之记，瘿病之名即首见于此。明代《医学入门》认为"忧虑伤心，心阴受损"，"肝火旺盛，灼伤胃阴"，可出现心悸，烦躁等症。故本病多由情志不畅，肝气郁结，聚湿凝痰；或因肝郁化火，气阴不足，肝阳上亢而致。其治宜益气养阴，疏肝理气，化痰散结。本案即属此之证治。

首诊时公以疏肝理气，化痰散结法为主，予以"柴胡生脉饮"主之。方中内寓《伤寒论》之柴胡加龙骨牡蛎汤化裁，辅以《内外伤辨惑论》益气养阴之生脉饮，《证治准绳》益气补血之养心汤化裁而成此方。故本案虽属顽疾，然5剂而见效。因其肝气得舒，故二诊时，公重在益气养阴，益心安神为主，疏肝解郁为辅，方加龟甲，而有《千金方》孔圣枕中丹滋阴降火，镇心安神之用。于是，守方治疗3个月，而收效于预期。

养心安神法，乃中医治疗阴虚而心神不安，或心血亏虚心悸不寐证之法。本案即属于后者，故佐以《证治准绳》养心汤化裁，以成益气补血，养心安神之功。方由《金匮要略》之酸枣仁汤化裁而成，药有人参、当归、茯神、柏子仁、炙黄芪、炒枣仁、远志、川芎、肉桂、五味子、半夏曲、炙甘草组成。尝有《妇人良方》之养心汤，乃为心血虚，惊悸怔忡，盗汗不寐而设方。以黄芩、茯神、茯苓、半夏曲、当归、酸枣仁、柏子仁、肉桂、五味子、人参、炙甘草、生姜、大枣组成。另有《傅青主女科》之养心汤，原为产后心血不足，心神不宁证而设方。方由黄芪、柏子仁、茯神、川芎、远志、当归、麦门冬、人参、五味子、甘草、生姜组成。《证治准绳》方功于益气养血，故适用于心血亏虚之证者；《妇人良方》方功于清热除烦，宁心安神，故适用心神不交，相火妄动之证者；而《傅青主女科》方，药物组成类似《证治准绳》方，内寓四君子汤、四物汤、当归补血汤、生脉饮、人参养荣汤诸方之效。故公谓此方乃气血不足、气阴两虚心病之良方。

三十七、虫瘤

加味二陈汤

方由半夏、陈皮、茯苓、白芥子、榧子仁、雷丸、琥珀、胆南星、全蝎、僵蚕、薏苡仁组成。以豁痰开窍，杀虫定痫之功为治。

验案

例1：孙某，男，52岁，栖霞县委干部。1963年3月12日初诊。

患者发现全身黄豆粒大之圆形囊瘤月余，质硬不坚，推之可移，不痛不痒，以前胸、后背及两上臂内侧较多，周身板滞不灵。性情急躁，眩晕头痛，旋即晕仆，昏不识人，面色苍白，牙关紧闭，手足抽搐，口吐白沫，移时苏醒，一如常人，二三日一发。形体尚丰，精神萎靡，言语如常。舌质淡红苔白腻，脉象沉缓。皮下结节活体切片检查，确诊为囊虫病。内科诊断为脑囊虫发作癫痫。

证属痰壅虫扰，蒙蔽清窍。治宜豁痰开窍，杀虫定痫。

方予加味二陈汤调之，佐以磁朱丸服之。

处方：半夏 9g，陈皮 9g，茯苓 12g，白芥子 12g，榧子仁 9g（研冲），雷丸 9g（研冲），琥珀 6g（研冲），胆星 9g，全蝎 6g，僵蚕 9g，薏苡仁 18g。水煎服。

磁朱丸 6g，日 2 次，药汁冲服。

4 月 6 日，迭进 20 剂，虫瘤消失 1/3。肢体关节伸展自如，眩晕减轻，痫证半月一发，饮食、夜寐如常，舌质淡红苔白，脉象濡缓。宗原方加竹沥 15g（冲服）。

5 月 10 日，续服 30 剂，虫瘤消失殆尽，饮食、二便如常，痫证偶发，发则眩晕昏沉约两分钟即过，已无晕仆、抽搐现象，面色渐转红晕，神志自若，舌质淡红苔白，脉象缓，拟用健脾化痰、杀虫定痫之剂。

处方：党参 15g，云苓 12g，白术 9g，炙甘草 9g，半夏 9g，陈皮 9g，胆星 9g，远志 9g，琥珀 3g，（研冲），雷丸 9g（研冲），榧子仁 9g（研冲），僵蚕 9g。水煎服。

磁朱丸 3g，日 3 次服。

10 月 5 日，复进 30 剂，诸症消失，病臻痊愈，痫证 3 月未发，身体康复，一如常人，恢复工作月余。

例 2：林某，女，36 岁，福山县第一高中教师。1975 年 6 月 7 日初诊。

患者痫证频作，已 2 年之久，重则日发。发前眩晕头痛，痰多胸闷，面部及肢体瘈疭。发则猝然晕仆，昏不识人，牙关紧闭，手足搐搦，移时苏醒。夜梦纷纭，周身重着，左上臂有黄豆粒状囊瘤 5 枚。曾于 144 医院做活体切片检查，并以 145 医院脑电图检查，以及烟台地区人民医院确诊为脑囊虫发作癫痫。精神疲惫，面色苍白，经行后期，量可，色暗有块，经行腰腹胀痛，白带黏稠量多。舌质淡红苔白腻，脉象滑左关弦。

证属痰壅虫扰，蒙蔽清窍。治宜豁痰开窍，杀虫定痫。予加味二陈汤佐服磁朱丸调之。

处方：半夏 9g，陈皮 9g，云苓 12g，白芥子 12g，薏苡仁 18g，胆星 9g，郁金 9g，远志 9g，琥珀 3g（研冲），雷丸 9g（研冲），榧子仁 9g（研冲），全蝎 6g。水煎服。

磁朱丸，6g，日 2 次服。

6 月 23 日，迭进 7 剂，眩晕轻，痰浊减，搐搦失。痫证三五日一发，面有气色，夜寐宁，舌质淡红，苔白略腻，脉象滑，左关略弦。仍宗原方续服。

7 月 31 日，迭进 30 剂，痫证未发，眩晕若失，虫瘤消退，并能带领学生助农劳动，神志自若，面色红润，饮食、二便如常。舌红苔白，脉象濡缓。药方宏效，无须更方。

10 月 6 日，复进 18 剂，痫证愈，眩晕失，夜寐如常，工作、劳动无碍，偶觉左侧肢体麻木，项部慢慢而动，然倏尔即止，舌质淡红，苔薄白，脉象缓。拟用健脾化痰，杀虫息风之剂。

处方 1：党参 15g，云苓 12g，白术 9g，炙甘草 9g，姜半夏 9g，陈皮 9g，僵蚕 9g，钩藤 12g，白芍 12g，郁金 9g，胆星 9g，全蝎 6g。水煎服。

处方 2：黑牛角 1 只（切片瓦焙），琥珀 60g，朱砂 30g，雷丸 30g，榧子仁 90g。共研细末，每次 6g，日 3 次服。

12 月上旬，来函告知，续服 25 剂，并辅药 1 料，诸症消失，病臻痊愈，颅平片示虫体钙化。1979 年 12 月告知无复发，现已调任烟台某中学工作。

例 3：崔某，男，43 岁，胜利油田地质队干部。1977 年 3 月 26 日初诊。

患者既往身体健壮，无他病史。1976 年 8 月中旬，客邸天津旅馆，猝觉左眼球不适，巩膜内似有异物遮蔽，视物不清，当时未尝在意，同年 9 月 15 日回单位交代工作时，复觉眩晕，目前若云雾缭绕，继之两目天吊，牙关紧闭，嚎叫一声，眩即晕仆，口吐白沫，手足搐搦，昏不识人。急送医院检查，未能确诊，醒后总觉左目内有异物遮睛，影响视力，仍未停止工作，后又出差天津。10 月 27 日复发痫证两次，因引起重视，返乡后，赴济省立二院神经科和眼科会诊检查，左眼球内有包块状物，并见到囊虫蠕动。11 月 26 日住省二院重做全面检查后，于 12 月 7 日行左眼球切开术，在视网膜内取出死囊虫 1 条。12 月 18 日左目复感胀闷不适，眼球肿胀突起。30 日复行手术，取出活囊虫一条。由于囊虫侵扰，复经 2 次手术，诱致左眼失明。1977 年 1 月 25 日继发痫证 3 次，经省二院神经科与眼科会诊证明，脑中仍有囊虫存在，并诊断其将分布全身皮下组织及其他器官。血液乳酸凝集反应均为阳性，在其住院期间常服槟榔南瓜煎，未排出虫体。经人介绍来莱阳中心医院诊治。

入院检查：体质尚健，言语清晰，精神萎靡。左眼球因两次手术存有瘢痕，视力消失，微有光感。自觉眩晕脑胀，不能阅览书报，胸痞痰多，纳呆恶心，二便如常，舌质淡红苔白腻，脉象滑，左关弦。

证属痰壅虫扰，波及睛明。治宜化痰散结，杀虫定痫。

处方：半夏9g，陈皮9g，云苓12g，甘草9g，白芥子12g，远志9g，胆星9g，榧子仁9g（研冲），雷丸9g（研冲），郁金9g，朱砂2g（研冲）。水煎服。

4月4日，迭进8剂，眩晕减，胸痞轻，谈吐爽，纳运健，唯觉左颞颥部及左目胀痛，视之气轮赤脉传睛，脉象滑左关弦，舌红苔白。宗原方加菊花15g，龙胆草9g，续服。

4月12日，复进8剂，眩晕头痛失，目赤胀痛轻，胸膺痞闷除，痰浊蔽心消，寝食均如常，舌质淡红苔白，脉象滑左关略弦。仍宗上方。

5月1日，续服15剂，目赤痛消失。寝食均安，神态自若，能阅书报。脉象滑左关略弦，舌质淡红苔白。效不更方，仍宗原方续服。

5月18日，再进18剂，痫证始终未发。近日感冒，发热恶寒，头痛身楚，咳嗽痰黄，脉象濡滑而数，舌红苔薄黄。仍拟原方，佐服羚翘解毒丸。

5月21日，患者猝于上午11时复发痫证，吼叫一声，旋即晕仆，昏不识人，牙关紧闭，手足抽搐，约 2 分钟苏醒。脉象濡滑，舌红苔白。

处方：柴胡 9g，云苓 12g，白芍 12g，钩藤 15g，胆南星 9g，郁金 9g，雷丸 9g（研冲），榧子仁 9g（研冲），远志 9g，琥珀 6g（研冲），羚羊粉 0.75g（冲服）。水煎服。

磁朱丸，6g，日 3 次，药汁送服。

5 月 27 日，患者头脑日渐清醒，饮食夜寐如常，并能阅读书报，神态自若，略无所苦。脉象濡缓，舌质淡红苔白。拟用健脾化痰，杀虫定痫之剂。

处方：党参 15g，云苓 12g，白术 9g，炙甘草 9g，半夏 9g，陈皮 9g，胆星 9g，郁金 9g，远志 9g，琥珀 9g（研冲），榧子仁 9g（研冲），雷丸 9g（研冲），水煎服。

6 月 11 日，再进 16 剂，诸症豁然，痫证未发，亦未见皮下虫瘤，寝食如常。读书阅报，观看电影，均无妨碍。脉象缓，舌红苔白。续服丸、散以冀巩固。

处方：雷丸 120g，榧子仁 120g，郁金 60g，琥珀 60g，羚羊粉 30g，研末，每次 6g，日 3 次服。

磁朱丸，3g，日 3 次服。

1978 年 3 月上旬，欣然相告，病臻愈可。体质健壮，神采奕奕，寝食如常，并无苦楚，检查一切正常，工作如初，至今未复发。

按语：脑囊虫病临床常见主症为癫痫、失明。癫痫常反复发作，很少自愈者，为缠绵难愈之痼疾。

绦虫，中医学因其体节寸许色白，而名寸白虫，为肠寄生虫之一。历代医籍皆有记述，《金匮要略·禽兽鱼虫禁忌并治》有"食生肉……变成白虫"；《诸病源候论·寸白虫候》有"以桑枝贯牛肉炙食，并生栗所成……食生鱼后，即饮奶酪，亦令生之"的记载。说明肉类含有病原虫，食生鱼、生肉容易感染寸白虫。《千金要方》云："人腹中生虫有九……其三曰寸白，长一寸，子孙相生，其母转大，长至四五丈，亦能杀人。"《景岳全书·诸虫》云："治寸白虫无如榧子煎，其效如神。"另外恣意口腹，湿虫蕴滞，是诸虫生长、繁殖的有利条件。《奇效良方》云："脏腑不实，脾胃俱虚，杂食生冷、甘肥油腻……或食瓜果与畜兽内脏，遗留诸虫子类而生。"

囊虫病皮下结节，《罗氏会约医镜·论诸虫》云："凡项间及身上生瘤，而痒不可忍者，内有虫，亦剖之，虫净而愈。"并有虫瘤、痰核之病名。脑囊虫病发作癫痫，《证治准绳》云："虫积，多疑善惑，而成癫痫……痫病日久而成窠囊，窠囊日久而生虫。"先哲描述如此中肯，殊属难能可贵。

其治法，公谓："寸白虫宜先杀虫理气，后健脾养胃。囊虫病皮下结节，治宜化痰利湿，软坚散结；脑囊虫病发作癫痫，治宜豁痰开窍，杀虫定痫；平时治宜健脾化痰，杀虫散结，消补兼施，扶正祛邪。"公立"加味二陈汤"（制半夏9g，陈皮9g，茯苓12g，甘草9g，白芥子12g，砂仁18g）。五心烦热加地骨皮或牡丹皮；怔忡心悸加枣仁、远志；发作痫证加琥珀末（研冲）、朱砂（研冲）、郁金、远志、胆南星、僵蚕；痰多加胆星、竹沥（冲服）；肝气郁滞加郁金、白芍；搐搦加钩藤、全蝎；气虚者加党参或人参、黄芪；血瘀者加丹参、归尾。

榧子首见于《唐本草》，味甘性平，入肺、胃、大肠经、为安全有效的驱虫药。《食疗本草》治寸白虫，有日食七颗之记；《救急方》治白虫，有榧子 100 枚，火燃啖之，能食尽佳，不能者，但啖 50 枚，亦得，经宿虫消自下之验。而《景岳全书》有治寸白虫之"榧子煎"，用榧子 49 枚（一方 100 枚），砂糖小煎熬，每日七枚，空腹服之。雷丸，为寄生于病竹根上雷丸菌的干燥菌核，味苦性寒，入胃、大肠经。苦能泄降，寒能清热，而有杀虫消积之功。故公杀虫加榧子仁、雷丸等量研末，药汁冲服。杀虫治宜彻底，始能剪除后患。

三十八、瘰疬

阳和芪灵汤

方由熟地黄、鹿角霜、炮姜、肉桂、白芥子、麻黄、浙贝母、灵芝、黄芪、人参、当归、夏枯草、香附、炮山甲、制鳖甲、煅牡蛎、甘草组成。以温阳开腠、益血解凝、化痰开结之功，以疗瘰疬。

验案

例1：左某，男，32岁。1994年6月14日初诊。

患者2个月前，感颈部不适，继而出现右侧颈部淋巴结肿大，数枚贯珠而列。大若杏核，小若黄豆，皮色不变，无全身症状。经病理切片确诊为：颈淋巴结结核。舌质暗红少苔，脉象弦细。

证属血虚寒凝，痰气郁滞而致瘰疬。治宜益血解凝，化痰散结。师阳和芪灵汤治之。

处方：熟地黄30g，鹿角霜30g，炮姜1.5g，肉桂3g，白芥子（炒打）6g，麻黄1.5g，浙贝9g，木灵芝30g，黄芪

30g，人参10g，当归10g，夏枯草15g，制香附12g，炮山甲10g（先煎），制鳖甲10g（先煎），煅牡蛎15g（先煎），甘草6g。水煎服。

外敷阳和解凝膏。

迭进30剂，瘰疬消退，病臻痊愈。

按语：颈部淋巴结结核，中医病名"瘰疬"。本案因血虚寒凝、痰滞络脉而致，故吉忱公有阳和芪灵汤之治。方中寓《外科全生集》"阳和汤"，酌加香附、夏枯草、牡蛎、浙贝、制鳖甲、炮甲，以化痰散结为方。经云"邪之所凑，其气必虚"。故加当归、黄芪、人参、木灵芝，尚寓当归补血汤、参芪汤、芪灵汤诸方之效，大补气血，以成养血通脉之功。并外敷阳和解凝膏。故内服合外治，而收效于预期。

阅公之验案，多有一方服数十剂而一味不更而痊愈者，故请公释迷，公以清·余听鸿之论解之："治病之法，先要立定主见，不可眩惑，自然药必中病，有一方服数十剂一味不更而病痊者，非老于医者不能也。"

"阳和汤"乃清代王洪绪《外科全生集》为一切阴疽而设之方，今用治瘰疬，盖因此案具毒痰凝结之证也。治之之法，公谓非麻黄不能开其腠理；非肉桂、姜炭不能解其寒凝；于是腠理一开，寒凝一解，气血乃行，毒亦随之消也。此乃王洪绪首创"阳和丸"之意也。此即"俾阳和一转，则阴分凝结之毒，自能化解"之谓也。瘰疬多因血虚，肌腠失濡，方致毒痰凝滞之候，单纯开腠，则很难收效。故王氏于阳和丸中加熟地黄一两，鹿角胶三钱，以大补肾精阴血；增白芥子二钱，一味功同二陈汤，以化皮里膜外之痰；甘草一钱调和诸药并解毒，于是形成著名方剂——阳和汤。

验诸临床，公运用阳和汤化裁，治疗肺结核、腹膜淋巴结结核、颈部淋巴结结核、血栓闭塞性脉管炎、慢性化脓性骨髓炎、骨脓肿、慢性副鼻窦炎、中耳炎、乳腺小叶增生症、风湿及类风湿性关节炎、腰椎间盘突出、肥大性脊椎炎、妇科炎性包块、原发性痛经、继发性痛经、慢性支气管炎、某些皮肤病及某些神经系统疾病，凡具血虚、寒凝、痰滞之阴寒见证者，灵活加减，确有实效，此即"以对方证对者，施之于人，其效若神"之谓也。同时验证了中医学"有是证，用是药""异病同治"法则应用的广泛性。然"贵临机之通变，勿执一之成模"，故公谓："临证一定要严谨辨证施治，或同病异治，或异病同治，均须分清阴阳，辨识寒热，查明虚实，灵活化裁，权衡主次，方能达到预期效果。否则，胶柱鼓瑟，按图索骥，势必贻误病机。"昔清·冯兆张尝云："虽然方不可泥，亦不可遗，以古方为规矩，合今病之变通，既详古论之病情，复揣立方之奥旨，病同药异，病异药同，证端峰起，而线索井然，变化多危，而执持不乱，诚为良矣。"观公临证有阳和芪灵汤之用，可谓"诚为良矣"。

阳和解凝膏，亦王洪绪所创。方由鲜牛蒡根叶梗、鲜白凤仙梗、生草乌、生川乌、川附片、肉桂、官桂、桂枝、白蔹、白及、白芷、赤芍、当归、乳香、没药、地龙、僵蚕、大黄、防风、荆芥、续断、木香、香橼、陈皮、川芎、五灵脂、麝香、苏合香、黄丹制成硬膏。其温化活血，消肿解毒之功，为一切阴毒之证之用方。

例2：黄某，女，29岁。1967年10月5日初诊。

患者左侧颈部淋巴结肿大，数枚贯珠而列。大若杏核，小若黄豆，皮色不变，经病理切片确诊为：颈部淋巴结结核。面色苍白，形体肢冷，体倦神疲，神情抑郁。舌质暗红少苔，脉象弦细。

证属血虚寒凝，痰气瘀滞。治宜益血解凝，化痰散结。予以阳和芪灵汤化裁。

处方：熟地黄30g，鹿角片30g，炮姜3g，炮山甲10g，肉桂3g，白芥子（炒打）6g，麻黄6g，浙贝9g，木灵芝30g，黄芪30g，红参10g，夏枯草15g，制香附10g，甘草6g。水煎服。

外敷泽漆膏（单味泽漆制膏）。

迭进45剂，瘰疬消退，病臻痊愈。

按语：颈部淋巴结结核，中医学因其形态"累累如串珠状"，故名"瘰疬"。溃破后，俗名"鼠疮"。此病若因血虚寒凝、痰滞络脉而致者，则可予以阳和芪灵汤治之，本案患者即为此证。方中重用熟地黄益肾填精、大补阴血，任为主药。鹿角乃血肉有情之品，"禀纯阳之质，含生发之机"，而生精补髓、养血助阳；肉桂温阳散寒而通滞，共为辅药。麻黄、炮姜、白芥子，协助肉桂散寒导滞而化痰结；熟地黄虽滋腻，然得姜、桂、麻黄、白芥子诸辛味药之宣通，则通而不散、补而不滞，乃寓攻于补之方，相辅相成之剂。诸药相伍，共奏温阳散寒之功，而成养血通脉之勋，犹如"阳光普照，阴霾四散"，故有"阳和"之名。而辅以木灵芝、黄芪、红参具益气抗结核之功；浙贝、夏枯草、香附，具软坚散结之力。于是气血得补，寒凝得解，痰核得消，瘰疬以除。

泽漆，俗名猫眼草，我国大部分地区均有野生。或鲜用，或干用，以水煎液浓缩成膏外用。此方源自民间，为治颈部淋巴结结核之效方，以其化痰开结抗痨之功，为瘰疬所必用。

三十九、水肿

桂苓真武汤

方由茯苓、白术、制白芍、制附子、桂枝、五味子、泽泻、红参、丹参、炙甘草、生姜、大枣组成。以其温阳逐饮，化气行水，宁心定志之功为治。

验案

刘某，女，52岁。1973年11月7日初诊。

患者患慢性风湿性心脏病，伴二尖瓣关闭不全20余年。心电图示左心室肥大。症见全身浮肿，小便不利，形寒肢冷，自汗出，心悸气短，呼吸喘急，咯吐泡沫痰涎，胸胁支满，不能平卧，眩晕，颧红如妆，舌淡胖嫩，苔白滑，脉微细而代。

证属阳气虚衰，气化失司，水饮内停，上泛心肺所致水肿。治宜温阳逐饮，化气行水，佐以宁心定悸。师桂苓真武汤治之。

处方：茯苓15g，炒白术10g，制白芍15g，制附子10g，桂枝 12g，五味子 12g，泽泻 20g，红参 10g，丹参 10g，炙甘草 10g，生姜 3 片，大枣 4 枚为引。水煎服。

服药 5 剂，肿始消，呼吸尚平稳，已可平卧。予原方加黄精 12g，赤灵芝 10g，水煎服。续服 10 剂，全身水肿消退，呼吸均，可平卧，予以上方制成散剂，每次 10g，日 3 次冲服。

按语：《素问·至真要大论》云："诸寒收引皆属于肾……诸湿肿满，皆属于脾……诸病水液，澄澈清冷，皆属于寒。"意谓肾阳不足，命门火衰，气化失司，而成水饮；肾阳虚，脾阳不振，运化失司，而成痰饮，水湿外泛于肌肤而成水肿，此即内生五邪之寒湿水邪也。《素问·逆调论》云："不得卧，卧则喘者，是水气之客也。"意谓水饮上凌心肺，此即《金匮要略》痰饮篇"心下有支饮，其人苦冒眩"，"膈间支饮，其人喘满"之谓也。故方中寓《金匮要略》之真武汤合桂苓五味甘草汤治之。方中附子、桂枝、甘草温阳化气、壮真火、补命门、逐阴寒以化水饮；茯苓、泽泻、白术健脾渗湿以除水肿；五味子收敛耗散之气，佐之人参益气生脉；药加丹参活血通脉。方中尚寓《金匮要略》治"心下有痰饮，胸胁支满，目眩"之苓桂术甘汤，"心下有支饮，其人苦冒眩"之泽泻汤，"吐涎沫而癫眩"之五苓散及《正体类要》治"手足逆冷，头晕气短，汗出脉微"之参附汤，《内外伤辨惑论》治"体倦气短，脉虚细结代"之生脉散。因麦门冬性寒而润，于证不利，故弃之不用。方中尚寓《伤

寒论》之桂枝汤（桂枝、白芍、炙甘草、生姜、大枣），以
具和营卫、补气血之功，而安和五脏。桂枝汤又名阳旦汤，
乃开启阳和之剂也。于是诸药合用，名"桂苓真武汤"，有
药到病除之效，而水肿得消，心气得敛。此例为风心病二尖
瓣关闭不全伴心功能衰竭之证，经治心衰得解，但二尖瓣关
闭不全，乃器质性病变，非药物可愈也。当需日常用药调
之。故予散剂续服。

补气药多甘，较腻滞，故痰饮水气病不宜多用。二诊
时，鉴于"肿始消，呼吸尚平稳，已可平卧"，示气化已有
司，水饮得除，故益气健中，培补后天之法可用之，故有黄
精、灵芝之伍。《名医别录》谓黄精"味甘，平，无毒。主
补中益气，除风湿，安五脏。"《本草便读》谓"黄精得土之
精气而生，甘平之性，故为补益脾胃之胜品。土者万物之
母，母得其养，则水火既济，金木调平，诸邪自去，百病不
生矣。"复云："此药味甘如饴，性平质润，为补养脾阴之正
品。"灵芝始载于《神农本草经》，列为上品，又有赤芝、黑
芝、青芝、白芝、黄芝、紫芝之分，谓"赤芝……味苦，
平。主胸中结，益心气，补中，增智慧。"故黄精伍健运中
气、鼓舞清阳之赤芝，既补脾气，又补脾阴，二药相伍，则
补脾益气之功倍增。于是气阴双补，而心血得充，心气得
旺，心脉运行得畅。

四十、浮肿

五皮胃苓汤

方由茯苓、猪苓、党参、苍术、白术、桂枝、陈皮、桑白皮、焦山楂、神曲、炒麦芽、木香、苏梗、大腹皮、茯苓皮、厚朴、炒莱菔子、芦根、鸡内金、香附、生姜皮组成。以其健脾益气，利水渗湿，肃降水道之功为治。

验案

曲某，女，38 岁，莱西马连庄人。1981 年 2 月 28 日初诊。

患者自去年年底出现全身浮肿，按之即起，纳食呆滞，胃脘疼痛，气逆上冲，大小便正常，畏寒无汗，舌淡苔白，六脉沉濡。

证属脾土失运，气郁失渗，发为浮肿。师五皮胃苓汤意化裁。

处方：茯苓 12g，猪苓 12g，党参 15g，苍术、白术各 12g，桂枝 6g，陈皮 15g，桑白皮 15g，三仙各 10g，广木香

10g，苏梗 6g，大腹皮 15g，茯苓皮 15g，生姜皮 15g，厚朴 10g，炒莱菔子 10g，芦根 15g，鸡内金 6g，香附 10g。5 剂，水煎服。

3 月 5 日，服药后诸症若失，仍宗原意续服。

3 月 20 日，续服中药 10 剂，病臻痊愈。师唐代王冰蜀脂粥法：黄芪 10g，甘草 2g，小麦 30g。前两药煎水煮麦作粥服，以益气健中州之法，则可不为风侵，不为湿困，俾气化有序，而无浮肿之发。

按语：《医学汇海》云："气肿之证，其皮不甚光亮，按之随手即起，外实中空，有似于鼓，故又名鼓胀，乃气郁所致，急宜行气。"故此浮肿一案，实乃素体阳虚，脾运失司，气郁于表，气化失司，而致浮肿。昔秦伯未先生尚云："浮肿有发汗、利水、温化、理气、健运、攻逐等方法，这些方法又须适当地配合使用。"故公有五皮胃苓汤之施。实乃五皮饮合胃苓汤之治。五皮饮，方出自《中藏经》，方中茯苓皮专于淡渗利水，俾三焦气化有序；陈皮理气化湿，而脾健水饮之邪必解；桑白皮、大腹皮下气利水，而水邪必去；生姜皮味辛散水，则上焦肃降有司；五皮共奏健脾理气，利水消肿，肃降水道之功。胃苓汤，方出自《证治准绳》，由平胃散、五苓散二方合成，原为脾胃不和，而致腹痛泄泻、小便不利或肢体浮肿而设方，方中白术、茯苓健脾化湿；陈皮、苍术、厚朴燥湿健脾；猪苓、芦根利尿消肿；桂枝温阳化气。因伴有"胃脘疼痛，气逆上冲"之症，故有健脾理气，降逆止冲之党参、苏梗、木香、香附诸药，以及三仙、炒莱菔子、鸡内金消食化积之味。健脾益气则内湿不生，利水渗湿则肌肤之水邪得除，故诸方同施，诸法备焉，而药到病除。此即元代齐德之之谓："夫药者，治病之物，盖流变在乎病，主治在乎药，制用在乎人，三者不可缺也。"

四十一、淋证

1. 当归三金汤

方由当归、赤芍、茯苓、金钱草、鸡内金、海金沙、炮山甲、王不留行、萹蓄、牡丹皮、滑石、车前子、枸杞子、生甘草组成。以其清热坚肾，化石通淋之功为治石淋之效方。

验案

李某，女，32岁。1973年5月19日初诊。

患者2日前突发腰部及右上腹部剧烈绞痛，继则向下腹部和会阴部放射，痛时辗转不宁，大汗淋漓，恶心呕吐，村卫生室予以镇痛治疗缓解。今又复痛如初，腰痛，小腹痛，伴有血尿，故急来院诊治。疑诊为泌尿系结石，尿常规检查示：尿红细胞（＋＋＋），白细胞（＋）。X线腹部平片示：右腹部平第三腰椎约3cm处有0.7cm×0.4cm大小的结石阴影。诊为右肾结石。舌苔黄，脉弦数。

证属肾虚气化失司，湿热蕴结而成石淋。治宜清热坚肾，化石通淋。师当归三金汤治之。

处方：当归 15g，赤芍 10g，茯苓 12g，金钱草 90g，鸡内金 10g，海金沙 30g，炮山甲 10g，王不留行 12g，萹蓄 30g，牡丹皮 10g，滑石 20g，车前子 12g（包煎），枸杞 15g，生甘草 10g。水煎服。

5 月 20 日，服药 10 剂，疼痛缓解，予以上方加川芎 10g，泽泻 15g，炒白术 15g，瞿麦 15g，石苇 10g，木通 10g，续服。

6 月 7 日，患者欣然相告：续服药 3 剂，小腹剧痛，尿出枣核大结石一块。嘱每日金钱草 20g，石苇 10g，瞿麦 10g，代茶饮，以善其后。

按语：《诸病源候论》云："诸淋者，由肾虚膀胱热故也。"又云："肾主水，水结则化为石，故肾客沙石。肾虚为热所乘，热则成淋。"由此可见，肾结石的病理机制，在于肾与膀胱的气化功能失常。气化失司，必致经脉凝滞。本案之治，公有当归三金汤之施。本方内寓《金匮要略》之当归芍药散，方中当归、芍药、牡丹皮活血通脉；取茯苓、萹蓄、车前子利水渗湿；辅以《伤寒直格》之六一散（滑石、甘草）合王不留行以冀下焦湿热得清。方合金钱草清热利湿，利尿排石；海金沙利尿通淋；鸡内金磨积化石。三金同用，名"三金散"，为化石通淋之专剂。二方和用，公名"当归三金汤"。炮山甲，功于软坚散结；枸杞子乃阴中求阳之药，以益肾气促气化。

公尝嘱于医者曰："贵临机之通变，勿执一之成模。"成模者，规矩也。无规矩不成方圆也。而通变者，运巧也。当归芍药散，乃张仲景在《金匮要略》中为"妇人怀娠，腹中疠痛"而设方。公用治尿路结石，实临证之通变运巧也。清代冯兆张有云："虽然方不可泥，亦不可遗。以古方为规矩，合今病而变通。"此案虽为公治"石淋"之验，实医贵权变之案例也。

2. 导赤八正散

药由生地黄、甘草梢、淡竹叶、木通、知母、黄柏、川牛膝、车前子、茯苓皮、薏苡仁、萹蓄组成。以其清利湿热，化气通淋之功为治热淋之良方。

验案

吴某，女，32岁。1975年3月19日初诊。

患者起病3天，小便频数而尿急，每小时十余次，尿量少、色赤，小腹坠胀，口渴黏腻，胸闷食少，带下赤白，舌尖红苔薄白，脉象细而弦。

证属湿热蕴结下焦，膀胱气化失司。治宜清利湿热，化气通淋。予导赤八正散治之。

处方：鲜生地黄10g，甘草梢6g，淡竹叶15g，木通3g，知母10g，黄柏10g，川牛膝10g，车前子12g（包煎），茯苓皮12g，薏苡仁15g，萹蓄30g。水煎服。

3月25日，服药5剂，尿急、尿频、血尿诸症悉除，病臻痊愈。为防其病复发，予以萹蓄、淡竹叶各10g，每日代茶饮。

按语：此案患者，湿热蕴结下焦，膀胱气化失司，而见诸病候。西医诊为泌尿系感染，而其证属中医"热淋"范畴。故公予导赤八正散治之。方中以《小儿药证直诀》之导赤散，以清热利尿为治。方以生地黄甘苦大寒，入手、足少阴心肾经、足太阴脾经、足厥阴肝经、手太阳小肠经，专清热泻火，凉血消瘀，故任为主药；木通、竹叶清热利尿，导热下行，而通利小便；甘草梢清热泻火，调和药性，俾诸药之和合，以成清热通淋之伍，而除热邪下移小肠之弊。辅以萹蓄、车前子诸药，又具《局方》八正散清热泻火、利尿通淋之用。故药具二方之效，公名曰"导赤八正散"，用之则气化有司，湿热得除，则热淋得解。知母、黄柏、牛膝、薏苡仁清热利湿，茯苓皮佐八正散利尿。于是，用药仅5剂，而病愈。侍诊诸弟子皆称奇效。公谓："此案病候显见，故理法朗然。"

3. 益气养血通淋汤

方由黄芪、人参、白术、当归、阿胶、茯苓、牡丹皮、熟地黄、生地黄、仙鹤草、侧柏叶、车前子、木通、白茅根、赤芍、莲须、甘草梢组成。以其健脾益气、清热利湿、养阴凉血、利水通淋之功，而为疗血淋之良方。

验案

宫某，男，23 岁。1973 年 9 月 10 日初诊。

患者尿血已五天，继之小腹胀坠烦满，小便量少，色呈粉红，伴有腹痛，精神萎靡，面色萎黄兼灰暗，自觉烦热，纳呆，头晕目眩，舌质淡，苔薄白，脉濡弱无力。体温 37.2℃，血压正常，血常规检查：中性粒细胞 0.49，淋巴细胞 0.51，白细胞 5.1×10⁹/L。尿常规检查：尿蛋白少许，红细胞（+++），白细胞（±）。X 线腹部平片检查：未见泌尿结石。

证属脾虚湿重，热郁膀胱。治宜健脾利湿，清热凉血。师益气养血通淋汤治之。

处方：黄芪 15g，人参 10g，白术 10g，当归 12g，阿胶 10g（烊化冲服），茯苓 10g，牡丹皮 10g，熟地黄 20g，生地黄 20g，仙鹤草 20g，侧柏叶 12g，车前子 10g（包煎），木通 3g，白茅根 30g，赤芍 10g，莲须 12g，细甘草 3g。水煎服。

9 月 16 日，服药 5 剂，血尿已无，他症悉减。故去仙鹤草、侧柏叶续服。

9 月 30 日，续服中药 10 剂，腹痛、血尿之症悉除，身无不适，唯时有小腹胀坠感。予补中益气丸、金匮肾气丸，以固疗效。

按语：《诸病源候论》云："血淋者，是热淋之甚者，则尿血，谓之血淋。"《明医指掌》云："不痛者，为溺血；痛者，血淋也。"故本案属血淋证。清代李用粹云："淋有虚实，不可不辨。"实证，以小便热涩刺痛，尿色深红，或夹有血块，脉滑数，苔黄为主症；虚证以尿色淡红，尿涩痛不显著，舌淡，脉细数为主症。本案之证当属虚证之血淋。鉴于本案患者具"小腹胀坠""精神萎靡""面色萎黄兼灰暗""纳呆""头晕目眩""脉濡弱无力"诸症，又属气淋之证。故公以气淋、血淋之证论治。黄芪，《本草经》谓其"味甘，微温"，而有"补虚"之功；人参，《本草经》谓其"味甘，微寒，主补五脏"；《本草求真》云其"功与天地并行不悖……此参之义所由起，而参之名所由立也"；白术，《本草经》无苍、白之分，自宋代方明分苍、白。《本草求真》谓"白术味苦而甘，既能燥湿实脾，复能缓脾生津"，故称其"脾脏补气第一要药也"。《医经大旨·本草要略》谓人参"与黄芪同用，则助其补表；与白术同用，则助其补中；与熟地黄同用，而佐以白茯苓，则助补下焦而补肾"。此乃相辅相成之伍也。故三药共为主药，以补中益气健脾。佐以渗湿利尿之茯苓，补血活血之当归，乃寓四君子汤、当归补血汤之力，又寓补中益气汤之功，以益气养血之功效而愈病。此案之血淋乃气血亏虚，膀胱络脉瘀阻而致，故辅以《金匮要略》当归芍药散、芎归胶艾汤化裁，以补气和血通瘀。因瘀久化热，迫血妄行，故佐以牡丹皮、生地黄、仙鹤草、侧柏叶、白茅根、莲须、木通、车前子，以成清热凉血通淋之效。诸方诸药合用，公谓方名为益气养血通淋汤。清代徐灵胎《伤寒论类方》有云："盖病证既多，断无一方能治之理，必先分证而施方。"故公有诸法、诸方、诸药之用，通补兼施而愈病。公谓："此案之治，其要在于通晓病机之门，熟谙病变所由出也。此即张景岳'夫病机，为入门之门，为踱步之法也'。"

4. 火龙八五二汤

药由生地黄、荆芥、防风、白芷、土茯苓、当归、赤芍、金银花、黄芩、黄柏、天花粉、苍术、白鲜皮、牡丹皮、陈皮、公英、滑石、木通、甘草组成。以其清利湿热，泻火解毒，凉血通淋之功为治。

验案

焦某，男，51岁，山西人。1964年12月2日初诊。

患者阴茎包皮浮肿已有三年之久，奇痒难当，曾注射青霉素、链霉素及砷凡钠明治疗，而浮肿不见消除，其阴茎肿痒时发时止，包皮过长，在包皮下筋膜处有一硬核，触之很硬，如玉米粒大，无痛感，小便时有混浊物阻塞尿道口，其色白灰结聚，每当出现此象则包皮即发生浮肿。做梅毒血清康氏试验及华氏反应均为阴性。切片检查诊为慢性淋巴结多纤维硬化。查：环唇花青晦暗，唇赤紫而黑，肢体健壮，言语微有震颤，龟头及包皮水肿，揭之视有血色腐液堆积成垢。包皮下筋膜处硬核，触之如樱核大，尿道口似有白色积垢阻塞。舌胖质赤，微显黄腻之苔，齿枯不泽。脉象沉缓微数。

证属肝肾阴虚，湿热蕴结，聚于前阴。治宜滋阴荣肝，清利湿热。予火龙八五二汤化裁。

处方：生地黄12g，荆芥、防风各10g，白芷10g，土茯苓15g，当归12g，赤芍10g，金银花30g，黄芩10g，黄柏10g，天花粉10g，苍术12g，白鲜皮10g，牡丹皮10g，陈皮10g，蒲公英30g，滑石10g，木通10g，甘草10g。水煎服。

外洗方：苦参30g，地肤子15g，川椒10g，地骨皮10g，芒硝12g，白矾15g，白薇12g，水煎熏洗。

12月8日复诊，阴肿硬核消去大半，尿色清澈无混浊积垢，自诉病去大半，情绪大好，予守法续治。

处方：金银花30g，蒲公英30g，连翘12g，黄柏10g，当归15g，赤芍10g，天花粉10g，白芷10g，薏米30g，牛膝10g，地骨皮10g，土茯苓15g，威灵仙10g，车前子12g（包煎），滑石10g，甘草10g。水煎服。

外用方：川椒10g，地肤子15g，白薇12g，蛇床子10g，苦参30g，黄柏10g，苍术10g，威灵仙10g，白矾15g，芒硝12g，防己12g，甘草10g，水煎熏洗。

守前方续服21剂，连同外洗药，而病臻痊愈。

按语：明代万全《万氏家传保命歌括》云："法无一定，应病而施，如珠走盘，活泼泼地，谓之良工。"此患者曾疑为梅毒病，但查康氏及华氏反应均为阴性，故西医排除梅毒感染。公按湿热蕴结之淋证论治，有火龙八五二汤之施。方寓《本事方》之火龙丹（生地黄、黄芩、木通）合《局方》之八正散，以滋阴泻火，清热通淋；尚寓《医宗金鉴》之五味消毒饮合《丹溪心法》之二妙散，以清热解毒。此案因疑诊梅毒感染，虽梅毒血清检查非阳性，然公仍以"下疳"狐惑之"蚀于下部"病论治，药用土茯苓，以其利湿导热，清血解毒之功而入方。故诸方、诸药合用，而收卓效。若按万氏所云，公"良工"也。

《素问·五常政大论》云："上取下取，内取外取，以求其过。"内服之剂，称为"内取"，而外洗之剂，施于患处，此"下取""外取"之谓也。内服与外治合用，故可取速效之功。

5. 济生疏石饮

药由猪苓、茯苓、泽泻、冬葵子、川牛膝、车前子、萹蓄、金钱草、当归、牡丹皮、赤芍、甘草组成。以其益肾元、司气化、养血通脉、化石通淋之功，而为治疗石淋之良方。

验案

杨某，男，37 岁，栖霞人，职工。1968 年 5 月 24 日初诊。

患者一周前突感腰部及右上腹部剧痛，伴恶心呕吐，急去栖霞县医院就诊，予以阿托品肌注，疼痛缓解，于 X 线平片显示右肾下极处有 1.3×0.6cm 大小之密度增高影，诊为肾结石（右）。昨日出院，今由家人陪同就诊。现腰膝酸软，神疲乏力，仍见腰痛，小腹痛，血尿，实验室检查：尿红细胞（+++），白细胞（+）。舌暗红薄白苔，脉沉。

证属肾元亏虚，三焦气化失司，肾络瘀阻，湿热蕴结，水结成石。治宜益肾元，司气化，养血通脉，化石通淋。予济生疏石饮调之。

处方：猪苓 15g，茯苓 15g，泽泻 15g，冬葵子 12g，川牛膝 10g，车前子 10g（包煎），萹蓄 15g，金钱草 30g，当归 15g，牡丹皮 15g，赤芍 10g，甘草 10g。水煎服。

琥珀 10g，海金沙 10g，没药 10g，炒蒲黄 10g，滑石 30g，火硝 15g，郁金 30g，鸡内金 30g，明矾 30g，广三七 12g，甘草 12g。共为细末，每次 3g，汤剂送服，日 3 次。

5 月 30 日二诊，经治疗 5 天，腰及小腹部疼痛已解，尿检正常。效不更方，原方继服，并嘱用痰盂接尿，以观尿液情况。

6 月 12 日三诊，告云：续服中药，近见尿液混浊，3 日前，突然小腹痛，放射至会阴部，并有尿意，遂用力小便，尿出大米粒大结石 2 块。复去县医院 X 线拍片检查示结石已无。嘱自采萹蓄草代茶饮，佐服金匮肾气丸。

按语：公谓汤剂名"济生疏石饮"，乃栖邑济生堂之传方。实由《伤寒论》之猪苓汤合《金匮要略》之当归芍药散化裁而成。散剂，公名曰"琥珀化石散"，亦李兰逊公所传。

肾与三焦气化失司，故方以二苓、泽泻司气化，渗利小便；萹蓄、车前子、冬葵子清热通淋；当归、赤芍、牡丹皮、牛膝养血通脉，理气导滞，缓急止痛；金钱草清热利尿，化石通淋；佐以甘草调和药性。琥珀化石散，由《证治准绳》之琥珀散（琥珀、海金沙、没药、炒蒲黄）加味而成。琥珀乃松之余气所结，以其入血分，清热利窍之功，对尿路结石、尿血者有良效；海金沙以甘寒之性而清热利尿，为淋病尿道痛之良药；滑石利尿通淋；鸡内金"独受三阴俱足之气"，而有化石通淋之功；诸硝，《本经》谓其"能化七十二种石"，时珍谓其具"利大小便""破五淋"之效；白矾有涤热燥湿之功，与硝相伍，乃《金匮要略》之"硝石矾石散"，具清胆及膀胱之热之功；三七有止血化瘀之功，为血淋必用之品，前人有"一味三七，可代《金匮》之下瘀血汤，而较下瘀血汤尤为稳妥"之论；郁金、没药、蒲黄，乃理气止痛之用。故得二方之法，诸药之用，以其促气化，活瘀通脉，清热利尿，通结化石之功，而收卓效。

四十二、癃闭

补中益气通癃汤

方由黄芪、人参、炒白术、柴胡、升麻、茯苓、泽泻、当归、川芎、熟地黄、酒元胡、川楝子、炮山甲、王不留行、皂角刺、生甘草组成。以其补中益气，升清降浊，养血通脉，开闭通癃之功为治。

验案

张某，男，64 岁。1974 年 8 月 12 日初诊。

患者患前列腺肥大经年，症见小腹坠胀，小便不利，欲解不爽，点滴不畅，伴茎中痛，神疲乏力，纳呆，气短而语声低微，舌淡苔薄白，脉细。

证属脾虚中气不足，气化失司，清阳不升，浊阴难降。治宜补中益气，升清降浊，佐以养血通脉，理气止痛。师补中益气通癃汤治之。

处方：黄芪 30g，人参 10g，炒白术 15g，柴胡 6g，升麻 6g，茯苓 15g，泽泻 15g，当归 12g，川芎 10g，熟地黄 12g，

酒元胡 10g，川楝子 6g，炮山甲 6g，王不留行 10g，皂角刺 6g，生甘草 10g。水煎服。

8 月 19 日，服药 7 剂，小便通利，小腹坠胀、茎中痛之候均缓。予以原方加川牛膝 12g，车前子 30g（包煎），木通 10g，续服。

9 月 11 日，患者欣然相告，续服 21 剂，小便通畅，已无纳呆、气短、小腹坠胀、茎中痛之症。嘱服补中益气丸、金匮肾气丸，以固疗效。

按语：前列腺肥大，亦称前列腺增生症，多发生于 50 岁以上男性。此案以小便欲解不爽，尿液点滴不畅，茎中痛为特征，故属中医"癃证"范畴。又以其小腹坠胀，神疲乏力，纳呆，气短为临床见症，故属中气不足，气化失司之气淋证。故公有"补中益气通癃汤"之施。方中主以补中益气汤，以成补中益气，升清降浊之功，以期癃证得除；方中参、芪合四物汤，乃《医宗金鉴》之圣愈汤，以益气养血之功，而除神疲乏力，气短之候；入茯苓、泽泻，则寓《金匮要略》之当归芍药散，以其调肝脾，和气血，司气化之功，为治癃闭常用之方；方中山甲、王不留行、皂角刺，乃软坚散结，通脉导滞之品；白术燥湿健脾、利尿消肿；《卫生宝鉴》云："善去茎中痛，或加苦楝，酒煮元胡为主，尤好尤效。"故大凡淋证或癃闭证，公多以人参补气益元，苦楝子、元胡行气止痛，三药为伍，俾元气复，气道利，水道通，而茎中痛得解。

清·田宗汉《医寄伏阴论》云："小便不利，是阳气不化，法当扶阳化气。"清代罗国纲《罗氏会约医镜》云："如真阳虚而不得小便者，是即《经》曰：无阳则阴无以生也。急用八味地黄，或用金匮肾气汤。如水寒冰冻，得太阳一照，而阴凝自流通矣。"前列腺肥大症者，多系脾肾俱虚之老年男性患者，故公临证有补中益气丸、金匮肾气丸，作愈后之用，亦可作老年人小便欲解不爽之治。公谓："昔宋·朱肱尝云：'古人治病，先论其所主，男子调其气，女子调其血。'本案之用方，或治已乱，或治未乱，均为'调其气'也。"

四十三、消渴

1. 益气消渴汤

方由人参、知母、元参、麦冬、天冬、天花粉、荷叶、黄芩、石膏、生地黄、白术、茯苓、五味子、粳米、甘草、大枣组成。以其清热润肺，生津止渴之功为治。

验案

姜某，男，35 岁，汽车八队职工。1974 年 11 月 1 日初诊。

患者唇干口燥，烦渴多饮，大便干，患病 3 月余。理化检查无异常。舌边尖红，苔薄黄，脉洪数。

证属肺热炽盛，耗液伤津。治宜清热润肺，生津止渴。方用益气消渴汤化裁。

处方：生晒参 10g，知母 12g，元参 30g，麦冬 12g，天冬 10g，天花粉 10g，荷叶 10g，黄芩 10g，石膏 30g（先煎），生地黄 30g，白术 12g，茯苓 15g，五味子 10g，粳米 15g，甘草 10g，大枣 4 枚为引。水煎服。

11 月 8 日，服药后较前好转，睡眠尚可，口干较前轻，脉舌同前。

处方：上方加桑椹子 30g，女贞子 15g，旱莲草 15g。水煎服。

12 月 6 日，上方续服 30 余剂，唇干口燥，烦渴多饮之候悉除。每日青果 10g，石斛 10g，代茶饮，以清热生津。

按语：《素问·气厥论》云："心移热于肺，传为膈消。""膈消"，又名"鬲消"。鬲消者，膈上之津耗竭而为消渴也。故膈消即上消也。公认为此类患者多为情志所伤，五志化火刑金，故有"肺热炽盛，耗液伤津"之证。本案患者理化检查无异常，故不能确诊为糖尿病。恽铁樵云："西医之生理以解剖，《内经》之生理以气化。"故公以气化失司论治"鬲消"，而有"益气消渴汤"之施。方中寓《医学心悟》之二冬汤（天冬、麦冬、花粉、黄芩、知母、人参、荷叶、甘草）化裁。麦门冬，味甘性平，首载于《神农本草经》，《名医别录》以其"强阴益精"之功，而治"虚劳、客热，口干、燥渴"之症；《本草择要纲目》谓麦冬"佐以人参之甘寒泻热火，五味子之酸温泻丙火"；《本草求原》谓其"同石膏、知母、粳米，治胃热狂渴"。《本草纲目》谓天冬门具"润燥滋阴，清金降火"之功，故二冬相须为用，任为主药。方中人参、甘草益气生津，任为辅药；花粉、黄芩、知母、荷叶清热而解烦渴；因其症"唇干口燥，烦渴多饮""舌红苔薄黄""脉洪数"乃为肺胃热炽，津气皆伤之候，故宗

《金匮要略·消渴小便不利淋病脉证并治》"渴欲饮水，口干舌燥者，白虎加人参汤主之"之论，又以此方佐之，《素问·至真要大论》云："热淫所胜……佐以苦甘。""热淫于内……以苦发之。"药用石膏、知母，清阳明独盛之热，甘草、粳米益气调中，使大寒之品不致伤胃。四药合用，组成苦甘清热之白虎汤，入益气生津之人参，故有"白虎人参汤"之证治。临证该方尚可佐以元参、生地黄、茯苓、远志、炒枣仁、当归、丹参诸药，与人参、麦冬，以成天王补心丹之用，以其滋阴养血，补心安神之功，以澄"五志化火"之源，则无"刑金"之害。

清·张璐《张氏医通》云："夫病有不见经论之异证，则其治亦必有不由绳墨之异法。"读此案之证治，可解也。《素问·异法方宜论》云："故圣人杂合以治，各得其所宜，故治所以异而病皆愈者，得病之情，知治之大体也。"故读此案，可解公临证之理法。

2. 柴胡消渴汤

方由柴胡、黄芩、人参、天花粉、山药、黄芪、生地黄、元参、生甘草、大枣、生姜组成。以其解郁泻火，益气养阴之功，而治消渴。

验案

衣某，女，43岁。1986年2月6日初诊。

患者1年前因恚怒，遂发口干渴，多饮多尿，于某县人民医院诊为糖尿病。曾服甲苯磺丁脲及降糖录等药物。近来病情加重，时五心烦热，口干咽燥，便秘，饮水每日约五暖水瓶，小便日三十余次，尿糖（+++），血糖21mmol/L，舌红少苔，脉细数。

证属肝气郁结，五志化火，气化失司，而发消渴。治宜解郁泻火，益气养阴。予柴胡消渴汤化裁。

处方：柴胡12g，黄芩12g，人参12g，天花粉15g，山药30g，黄芪30g，生地黄15g，元参12g，生甘草3g，大枣7枚，生姜3片。水煎服。

上药服10剂后，诸症悉减，尿糖（++）。上方继服10剂，诸症豁然，尿糖（+），守上方30剂，尿糖（-），血糖降为正常。为巩固疗效，予以人参6g，花粉6g，山药6g，做散剂，早晚分服。

按语：本案患者发消渴，盖因情绪恚怒，气机郁结，郁而化火，进而烧灼肺胃阴津而发消渴。此即"五志化火"之谓。故早在20世纪50年代公即有"糖尿病从肝论治"之论，而立"柴胡消渴汤"。方寓《外台秘要》之柴胡去半夏加栝楼根汤。方中又寓《伤寒论》之小柴胡汤，以柴胡、黄芩调达枢机，清火散郁；人参、甘草俾中气健运，气化有司，而津液得布；姜、枣乃酸甘、辛甘和合之用，则营卫得调，气血化生，津液得布；半夏辛温于证不利故去之；栝楼根即天花粉，《本经》谓其"微苦、微寒"。成无己谓："栝蒌根味苦微寒，润枯燥者也，加之则津液通行，是为渴所宜也。"复云："津液不足而为渴，苦以坚之，栝楼之苦，以生津液。"李时珍云："栝楼根味甘微苦酸……酸能生津……故能止渴润枯。微苦降火，甘不伤胃。"取其性寒味甘微酸苦，以生津止渴之功以除烦热。方加黄芪与人参相伍，名参芪汤，以增其大补元气，生津止渴之功；生地黄、元参，滋阴生津，清热润肠以祛咽燥便秘之候。故诸药合用，郁火得清，津液得布，消渴诸候得解。

愈后予以人参、花粉、山药做散剂以固疗效，吉忱公名消渴散。方中取花粉，清热润肺，养胃生津；人参补脾益气生津；山药补脾胃，益肺肾。三药合用，则肺、脾、肾三脏并调，上、中、下三焦之气化同司，而三消之证得解，故"消渴散"为治消渴病之良方。

公于临证时有一方单味、数味，或一方数十味，公谓："昔张介宾尝云：'治病用药，本贵精专，尤宜勇敢。'意谓法无定法，应病而施，用药亦然。"观此案公之用药，与证相符，精而专，药简力宏，处方用药，似有一味不可减，而又有一味不可增之感。可见其临证独具匠心，法贵权变，方在精炼。

四十四、痿证

益气愈痿汤

方由黄芪、炒白术、人参、熟地黄、鹿角片、山萸肉、枸杞子、续断、杜仲、怀牛膝、制附子、狗脊、当归、制白芍、鸡血藤、炙甘草组成。以其益脾肺、养肝肾、通督脉、强筋骨、益气养血、通经活络之功，以疗痿证。

验案

吕某，男，24 岁，莱西人。1964 年 8 月 12 日初诊。

患者于 2 周前出现背部疼痛，束带感，肢体麻木，无力等症，继而出现下肢活动受限，伴二便障碍，遂去医院就诊，某县医院诊为"脊髓炎"，收入院治疗 5 天，肢体逐渐变为痉挛性瘫痪（硬瘫），排尿困难转为尿失禁，并伴大便秘结不行，经友人介绍来治。症见肢体瘫痪，筋脉拘急，麻木不仁，头目眩晕，肌肤、爪甲失荣，小便失禁，大便秘结不行，舌红少苔，脉细微数。

证属素体肝肾亏虚，外感湿热，痹阻经脉，致督脉失荣，筋骨肌肉脉络失养，遂发痿证。治宜益脾肺，养肝肾，通督脉，强筋骨，佐以益气养血。师益气愈痿汤意。

处方：黄芪 30g，炒白术 30g，红参 10g，熟地黄 30g，鹿角片 15g，山萸肉 15g，枸杞子 15g，续断 12g，杜仲 12g，怀牛膝 12g，制附子 10g，狗脊 10g，当归 12g，制白芍 12g，鸡血藤 30g，炙甘草 10g。水煎服。

针灸：①取十二经之荥穴：鱼际、劳宫、少府、大都、行间、然谷、二间、液门、前谷、内庭、侠溪、足通谷。补法，针后灸之。②针刺十二经之输穴：太渊、神门、太白、太冲、太溪、三间、中渚、后溪、陷谷、足临泣、束骨。行平补平泻法。

9 月 15 日，经治 1 个月，肢体肌力及括约肌功能改善。予以上方加制龟甲 15g，黄精 15g，巴戟天 15g，肉苁蓉 15g。水煎续服。

11 月 28 日，续治 2 个月，肢体肌力及括约肌功能基本恢复。予以二诊方制成蜜丸续服，以固疗效。

按语：脊髓炎，是一种非特异性（非细菌亦非病毒）引起的脊髓白质脱髓病变，病损表现为下肢瘫痪，感觉障碍及二便障碍。此病属中医"痿证""痿躄"范畴。其病因病机，《素问·痿论》云："黄帝问曰：五脏使人痿何也？岐伯对曰：肺主身之皮毛，心主身之血脉，肝主身之筋膜，脾主身之肌肉，肾主身之骨髓。故肺热叶焦，则皮毛虚弱急薄，著则生痿躄也。心气热，则下脉厥而上，上则下脉虚，虚则生脉痿，枢折挈，胫纵而不任地也。肝气热，则胆泄口苦筋膜干，筋膜干则筋急而挛，发为筋痿。脾气热，则胃干而渴，肌肉不仁，发为肉痿。肾气热，则腰脊不举，骨枯而髓减，发为骨痿。"意谓湿热之邪，首先犯肺，致"肺热叶焦"，五脏亦因此得不到营养而生痿躄。

1964 年甲辰岁，太阳寒水司天，太阴湿土在泉为政。四之气为大暑至秋分之间，约 7 月 23 日之间。《素问·六元正纪大论》云："太阳司天之政……寒政大举……则火发待时……时雨乃涯……寒湿之气，持于气交。民病寒湿，发肌肉痿，足痿不收。"复云："四之气，风湿交争，风化为雨，乃长乃化乃成，民病大热少气，肌肉萎，足痿。"意谓在太阳司天的年份，有余寒水之政大起，使阳气不得伸张，值少阳相火主治的时候（三之气），被郁的火邪发挥作用，至三之气终，太阴湿土运化四布，太阳寒水施发于上，少阳雷火振动于下，使湿气上蒸，寒气湿气相搏于气交，故"民病寒湿，发肌肉痿，足痿不收"。且四之气时，客气为厥阴风木，主气为太阴湿土，风湿之气交序，风气转化为雨，雨湿之气郁久化热，至"民病大热少气，肌肉萎、足痿"。由此可见，大凡太阳司天之年，尤其在大暑至秋分之间，易因寒湿郁成大热，致肺热叶焦，发为痿躄。提示感受湿邪，稽留不去，日久化热，发为本病。

《灵枢·根结》云："痿疾者，取之阳明，视有余不足。"《素问·痿论》云："治痿者独取阳明何也？岐伯曰：阳明者，五脏六腑之海，主润宗筋，宗筋主束骨而利机关也。冲脉者，经脉之海也，主渗灌溪谷，与阳明合于宗筋，阴阳总宗筋之会，会于气街，而阳明为之长，皆属于带脉，而络于督脉。故阳明虚则宗筋纵，带脉不引，故足痿不用也。"意谓手阳明大肠、足阳明胃，二者为五脏六腑营养的源泉，冲脉隶属阳明，故公有"益气愈痿汤"之治。方中有参、术、芪之用，以健脾和胃，大补后天之气；当归伍黄芪，乃当归补血汤之谓，以大补阴血；鹿角胶，乃血肉有情之品，生精补髓养血助阳，且鹿角胶由鹿角熬化而成，骨属补督脉，禀纯阳之质，含生发之机，而强筋健骨；熟地黄、枸杞、山萸肉益肾填精，大补阴血；续断、杜仲、制白芍、怀牛膝、狗脊，具养肝肾，强筋骨之用；鸡血藤入肝肾二经，行血补血而强筋骨。诸药合用，以补气血。一味附子，辛热燥烈，走而不守，能通行十二经。功于峻补下焦之元阳，与诸补益药同用，可补一切内伤之不足，以治"五脏使人痿"之候，此即张景岳之"善补阳者，必于阴中求阳，则阳得阴助而生化无穷；善补阴者，必于阳中求阴，则阴得阳升而源泉不竭"之谓。

其针灸之治，《素问·痿论》有"各补其荥而通于其俞，调其虚实，和其逆顺"之论，故取十二经之荥穴，行补法针灸之；针刺十二经之输穴，平补平泻之。

四十五、振掉

益气荣筋息风汤

方由党参、茯神、黄芪、桂枝、制白芍、当归、熟地黄、桑椹子、炒枣仁、女贞子、旱莲草、麦门冬、水牛角、琥珀、生龟甲、龙骨、牡蛎、阿胶、胆南星、菖蒲、远志、蝉蜕、炙甘草、生姜、大枣组成。以其养肝肾，益气血，和营卫，荣筋息风之功为治。

验案

孙某，男，46 岁，供销社职工。1974 年 7 月 27 日初诊。

患者左侧肢体抖动已年余，紧张时抖动加剧，睡眠时消失，起病因生气上火而致，血压 100/70mmHg。去青医就诊未见异常，疑诊帕金森病。症见上下肢振掉不止，生气上火加剧，睡眠时消失，食欲尚可，大便燥结，小便时有赤黄，舌尖赤，舌质赤绛，苔薄白，脉左沉弱微数，右沉弦微数。

证属肝肾亏虚，气血不足，营卫失和而致振掉。治宜养肝肾，益气血，和营卫。师益气荣筋息风汤调之。

处方：党参 15g，茯神 12g，黄芪 30g，桂枝 10g，当归 15g，白芍 15g，熟地黄 30g，胆星 12g，菖蒲 10g，远志 10g，琥珀 6g，朱砂 3g（冲），蝉衣 10g，磁石 30g，神曲 12g，桑椹子 30g，炒枣仁 30g，柴胡 10g，郁金 12g，白术 12g，陈皮 10g，炙甘草 15g，生姜 3 片，大枣 4 枚为引。5 剂，水煎服。

8 月 2 日，药后振掉略见好转，守方继服 5 剂。

8 月 9 日，药后诸症豁然，然仍有慌张振掉之候。予原方去逍遥散而入大定风珠加味。

处方：党参 15g，茯神 15g，白术 12g，黄芪 30g，桂枝 10g，当归 15g，制白芍 15g，生地黄 30g，桑椹子 30g，炒枣仁 30g，女贞子 15g，旱莲草 15g，麦冬 12g，水牛角 10g，琥珀 3g（冲），生龟甲 12g（先煎），龙骨 15g（先煎），牡蛎 15g（先煎），阿胶 10g（烊化），胆南星 12g，菖蒲 10g，远志 10g，蝉衣 10g，炙甘草 10g，生姜 3 片，大枣 4 枚。水煎服。

10 月 13 日，守方治疗 2 个月，诸症悉除。

按语：《素问·太阴阳明论》云："四肢皆禀气于胃，而不得至经，必因于脾，乃得禀也。"意谓脾主四肢，脾胃虚弱，化源不足，肢体失濡，而见振掉。故公首诊之治，有"益气荣筋息风汤"之施。内寓四君子汤，以益气健脾；黄芪桂枝五物汤、四物汤、当归补血汤，以和营卫、补气血，则四肢得荣，经脉得行，此乃血行风自灭之谓。因生气上火加剧，乃肝郁脾虚之由，故入逍遥散以疏肝和脾，养血营脉。《素问·灵兰秘典论》云："心者，君主之官也，神明出焉。"《灵枢·本神》篇云："所以任物者谓之心。"此案患者，由于气血亏虚，心血不足，任物失司，紧张时必振掉加剧，于是，镇惊安神必为其法，故又有《沈氏尊生书》之琥珀定志丸易汤（琥珀、朱砂、党参、茯苓、茯神、南星、菖蒲、远志）之用。方中主以琥珀镇惊安神，他药均为该方之辅药，以增其效。故二诊时振掉之症减，仍守方续服。三诊时"诸症豁然"，示肝郁已解，故去逍遥散。"然仍有慌张振掉之候"，故有大定风珠之入，取其滋补肝肾，息风定搐除颤之用，故守方续治2个月，而病臻痊愈。

此案阅毕，见公临证投剂，妙法在心，活变不滞，堪为后学者之师。诚如宋代宋濂所云："夫医之为道，必志虑渊微，机颖明发，然后可与于斯。"

四十六、不育症

右归四二五汤

方由熟地黄、山萸肉、山药、鹿角胶、枸杞子、菟丝子、覆盆子、五味子、芦巴子、车前子、杜仲、当归、肉桂、制附子、川芎、制白芍、仙茅、淫羊藿、炙甘草组成。以其温阳益肾，补养精血之功为治。

验案

张某，男，27岁。1994年5月25日初诊。

患者结婚2年，因精子存活率低而无嗣，诸医调治未果而求治。精液常规检查示：精液量少，精子数稀少，活动力弱，且精子畸形较多。症见腰膝酸软，头晕耳鸣，失眠健忘，神疲乏力，性欲淡漠，阳痿早泄。舌淡伴印痕，苔薄白而润，脉沉细尺部弱。

证属肾元亏虚，命门火衰，精血不足而致不育。治宜益肾温阳，佐以补养精血。予以右归四二五汤调之。

处方：熟地黄20g，山药20g，山萸肉15g，枸杞20g，鹿角胶 10g（烊化），菟丝子 20g，覆盆子 15g，五味子 15g，芦巴子 12g，车前子 15g（包煎），杜仲 15g，当归 15g，肉桂 10g，制附子 12g，川芎 10g，制白芍 12g，仙茅 10g，淫羊藿 12g，炙甘草 10g。水煎服，每日 1 剂。

另予羊外肾补丸：黄芪 120g，当归 120g，熟地黄 120g，枸杞 200g，五味子 60g，茯苓 60g，泽泻 90g，菟丝子 120g，补骨脂 100g，韭菜子 100g，桑椹子 120g，红参 120g，车前子 100g，甘草 60g。上药共为细末备用。另取羊外肾（羊睾丸）1 对，切薄片，烤箱烘干亦为细末，诸药合之。炼蜜为丸，梧子大，每服 10g，日 2 次，饭前淡盐水送服。

6 月 30 日复诊，治疗月余，自觉形体健壮，阳痿早泄症已无。仍予上方治之，嘱每日生食葵花籽以补阳益精。

9 月 6 日，患者欣言相告：经治疗 3 个月，其妻已怀孕。

按语：男性不育症，属中医"无子""绝育""男子艰嗣"范畴。盖因"肾藏精，主生殖。"故《素问·上古天真论》云："丈夫……二八，肾气盛，天癸至，精气溢泻，阴阳和，故能有子。"由此可知，肾脏精气的盛衰，直接决定人体的繁衍、生长、发育和衰老，而精气的充盛又可促进"天癸"的成熟，在男子则表现为"精气溢泻""阴阳和"，故能促育。鉴于肾精包括先天之精与后天之精，故公在此案中有"右归四二五汤"之施。方中实寓右归丸合二仙汤、五子衍宗丸之用，以温补肾阳，填补精血，则生殖之精得补；辅以四物汤调补气血，而冲任虚损得补。诸方合用，先后天得补，故可令其有子。对不孕不育，公多以右归丸辅以四物汤、二仙汤、五子衍宗丸同用，简称"右归四二五汤"。

而公所立之"羊外肾补丸"，由左归丸、五子衍宗丸、二仙汤、当归补血汤合羊睾丸组成，为男女不孕不育之有效方药，亦为精冷、宫冷、性功能减退之良方。

四十七、缺乳

参芪通乳汤

方由人参、当归、黄芪、炮山甲、王不留行、桔梗、通草、白芷、枳壳、香附、路路通、青皮、甘草梢组成。以其补气养血，理气导滞，活络通乳之功为治。

验案

房某，女，36 岁。1994 年 10 月 6 日初诊。

患者素体禀赋不足，产后月余，乳少，乳汁清稀，乳房柔软，无胀满感，形寒肢冷，神倦纳呆，面色少华，舌淡红，苔少，脉弱。

证属素体脾胃虚弱，气血生化之源不足，加之产时耗气失血，气血亏虚，化乳之源不足而致缺乳。治宜补气养血，佐以通乳。予以参芪通乳汤调之。

处方：生黄芪 15g，当归 10g，红参 10g，炮山甲 10，王不留行 10g，桔梗 10g，通草 3g，白芷 6g，枳壳 6g，香附 6g。路路通 10g，青皮 6g，甘草梢 6g。5 剂，水煎服，佐服猪蹄汤。

10月11日，药后乳汁增，余症悉减。原方加浙贝10g，续服。

10月20日，续服中药10日，面色红润，目有神采，欣然相告：乳汁充，纳食可。

按语：《诸病源候论》云："妊娠之人，月水不通，初以养胎，既产则水血俱下，津液暴竭，经血不足者，故无乳汁也。"《女科指要》云："产妇血气大虚，不能蒸腾津液而上奉为乳。"故此案即属上述之因也，故公有"参芪通乳汤"之施。该方由《内外伤辨惑论》之当归补血汤合《清太医院配方》之下乳涌泉汤化裁而成。方中主以人参，味甘微苦，性微温不燥，性禀中和，为大补元气之品；人参、黄芪相伍名参芪方，大补元气；当归伍黄芪，名当归补血汤，大补气血，三药共成补益气血之功，故有促乳之效。足阳明、足厥阴经贯乳，白芷通阳明之经；香附、青皮疏肝理气；桔梗舟楫之品，载药上行贯乳，且与宽中下气之枳壳相伍，则升降有序，俾经气通达，三焦气化有序，津液输布有司；炮山甲、王不留行、通草、路路通，透达经络，而具通气下乳之效；甘草健脾和中，调和诸药，共为佐使药。故诸药合用，气血得补，肝胃之脉得通，缺乳之候得解。《本经逢原》谓贝母"浙产者"治"乳难"，故二诊时方加浙贝，以其苦甘微寒之性，而清胸乳之气机郁滞，以增贯乳通经之效。

四十八、月经不调

启宫调经汤

方由苍术、香附、神曲、茯苓、陈皮、制半夏、川芎、远志、当归、制白芍、白术、泽泻组成。以其燥湿化痰，活血调经之功为治。

验案

陈某，女，39 岁。1973 年 6 月 5 日初诊。

患者月经后期，色淡，质黏，白带多，形体胖，面色苍白，神疲乏力，眩晕，心悸短气，健忘，胸闷腹胀，食少纳呆，舌淡胖，苔腻，脉滑。

证属痰湿内盛，滞于冲任，血海失盈，带脉失约。治宜燥湿化痰，活血调经。予启宫调经汤化裁。

处方：苍术 12g，香附 10g，神曲 12g，茯苓 30g，陈皮 10g，制半夏 10g，川芎 6g，远志 6g，当归 12g，制白芍 12g，白术 12g，泽泻 12g。水煎服。

6 月 11 日，服药 5 剂，带下、眩晕、心悸、纳呆诸症豁然。续服 10 剂, 月经来潮, 经量、经色可。续治 1 月, 月经如期来潮, 余症悉除。

按语:《素问·评热病论》云:"月事不来者, 胞脉闭也。"而月经后期者, 当为胞脉失盈之谓也。此案患者素体阳虚, 命门之火不足, 脾阳不振, 气化失司, 痰湿壅滞冲任, 血海、胞宫失盈, 而致经行后期; 痰湿下注, 带脉失约而致带下过多。故公有"启宫调经汤"之施。方寓验方启宫丸(苍术、香附、半夏、神曲、茯苓、陈皮、川芎)以成燥湿化痰、活血调经之治。方中之苍术, 辛苦性温, 芳香燥烈, 辛苦则开散, 芳燥能化湿。《本草求真》谓苍术"同香附则为散郁而气平", 盖因"苍术能径入诸经, 疏泄阳明之湿, 通行敛涩, 香附乃阴中快气之药, 一升一降, 故散郁而平", 于是二药共为主药。辅之陈皮理气健脾; 制半夏燥湿化痰; 茯苓健脾渗湿; 神曲消食化积。诸药合用, 乃寓二陈汤、平胃散二方之效, 以助后天气血生化之源, 俾血海得盈, 月经时至, 并以其健脾和胃, 温阳化饮之功, 则眩晕、腹胀、纳呆之疾得除。川芎为妇科常用要药, 启宫丸用之, 乃为通行气血调经之用。方加远志助心阳, 益心气, 又能使肾气上交于心, 交通心肾, 并能祛痰浊, 故凡痰阻神迷, 惊悸健忘诸症可除。公谓启宫丸燥湿化痰之功尚可, 然其健脾益气、活血通经之功稍逊, 故合入《金匮要略》之当归芍药散, 以其具四物汤、四苓散二方之效, 增其调肝脾、通冲任之功。于是诸药合用, 以成"启宫调经汤"之用, 则痰湿内盛, 血海失盈之证得解, 月经按期而至。

四十九、崩漏

升血汤

《儒医指掌》之"升血汤",由白术、归尾、地榆、升麻、芩炭、柴胡、熟艾、白芍、荷叶、白茅根、棕炭、川芎组成,乃清代儒医孙恫为"一切失血症,如便血、痔漏、妇人血漏"而设方。公谓此方,或由《伤寒论》之四逆散,或由《和剂局方》之逍遥散化裁而成。若治妇人崩漏者,可谓之由《金匮要略》之芎归胶艾汤加减而成。

验案

梁某,女,28 岁,工人。1974 年 5 月 3 日初诊。

患者既往有月经不调史,近半年来,月经先后不定期,经前乳胀、小腹痛,经来量多,经治好转,并于 3 个月前怀孕。后因情志抑郁,而发胎漏,虽予西医保胎未效,继而小产,续下血不绝,而转中医治疗。

症见精神郁闷,燥热烦渴,时太息嗜卧,卧睡不宁,心悸怔忡,嗳气食少,胸胁乳房胀痛不舒,脘腹痞满,小腹胀痛，下血时多时少，色暗红，有血块，舌略暗，苔薄白，脉沉弦而细。

证属肝郁气结，气机逆乱，致冲任失调，血海蓄溢失常，而致漏下。治宜疏肝解郁，调冲任，益气血，佐以止血调经。师《儒医指掌》之升血汤意化裁。

处方：炒白术18g，当归12g，地榆30g，升麻15g，黄芩炭10g，柴胡10g，艾叶炭6g，荷叶炭10g，制白芍6g，白茅根6g，棕炭10g，川芎6g，阿胶10g（烊化），炙甘草10g，入清酒少许。水煎服。

5月8日，服药5剂，诸症悉减，然漏下不止，予上方倍黄芩炭15g，加贯众炭10g，牡丹皮10g，制香附10g，焦栀子10g，续服。

5月19日，续服10剂，漏下已止，胸胁脘腹不适之症亦除。因漏下日久，形神俱虚，且因早孕流产，伤及气血，时心烦渴，故予以加味圣愈汤以作善后之治。

处方：红参10g，黄芪20g，当归12g，川芎3g，熟地黄12g，制白芍10g，知母10g，阿胶10g（烊化）。水煎服。

按语：此案患者既往有"月经先后不定期，经前乳胀、小腹痛"病史，此乃肝失条达，脾失健运，肝郁脾虚之证。继而因胞脉失濡，冲任失调，而致胎漏，又继发"小产下血不绝"。故公予以升血汤化裁治之。因方寓《金匮要略》之芎归胶艾汤，主以当归、芍药、川芎养血活血；阿胶养阴止血；艾叶温经暖宫；甘草调和诸药；清酒以行药力。故诸药合用，则阴血得补，瘀血得去，冲任得调，胞宫得安；辅以柴胡以疏肝解郁之用，寓《伤寒论》四逆散调和肝脾之意；佐以荷叶、茅根、地榆、棕炭、芩炭，均为止血之伍；而药用升麻，取其甘辛微寒，体质空松，微寒清热，轻浮升散，于是，以其轻清上升之性，升举脾胃清阳之气，而"漏下"之势得缓。升麻、柴胡二药皆轻清升散，故相辅而用。如本案所用之升血汤，《沈氏尊生书》之柴胡升麻汤，《证治准绳》之柴胡石膏汤，《东医宝鉴》之柴胡枳壳汤，《脾胃论》之补中益气汤、补脾胃降阴火升阳汤、升阳散火汤，《寿世保元》之冲和养胃汤、泻火升阳汤、益胃升阳汤，均以升麻柴胡对药组合，以升阳举陷，轻清散郁而建功。《素问·至真要大论》云："谨守病机，各司其属，有者求之，无者求之，盛者责之，虚者责之。"《素问·阴阳应象大论》云："治病必求于本。"《素问·至真要大论》云："高者抑之，下者举之，有余折之，不足补之，佐以所利，和以所宜。"《素问·六元正纪大论》云："木郁达之，火郁发之，土郁夺之，金郁泄之，水郁折之。"升血汤中之升麻、柴胡，乃"下者举之""木郁达之"之谓也，亦澄本清源之治；当归、白芍、白术，益气养血，调补冲任，乃"不足补之"之用；而升阳举陷，益气养血法，乃有无求之，虚实责之，"必求于本"之谓也，亦补虚固本，复旧之治；而艾叶乃温而止之；黄芩、地榆、茅根、棕炭乃清而止之；阿胶乃补而止之；川芎乃泻而止之，此乃"佐以所利"之谓，亦塞流止血之治。故一贴升血汤，而治妇人漏下之证，乃宗"急则治其标，缓则治其本"之治疗大法，而有"塞流""澄源""复旧"诸法之用。此方理、法、方、药朗然，故药仅 15 剂，而收效于预期。

"复旧"又名"端本"，即补虚固本。如本案予圣愈汤，乃愈后之治方。且患者小产失孕，时心烦易躁，亦须调治。圣愈汤乃李东垣为一切失血过多，或气血俱虚之证而设方。方由四物汤加参、芪而成。柯韵伯云："此方取参芪配四物，以治阴虚血脱等症。盖阴阳互为其根，阴虚则阳无所附，所以烦热燥渴，而阳亦亡；气血相为表里，血脱则气无所归，所以睡卧不宁，而气亦脱。然阴虚无骤补之法，计在存阳；血脱有生血之机，必先补气。此阳生阴长，血随气行之理也。"柯氏复云："此六味皆醇厚、和平而滋润，服之则气血疏通，内外调和，合于圣度矣。"柯氏之论，实《内经》"审其阴阳，以别柔刚，阳病治阴，阴病治阳"及"谨察阴阳所在而调之，以平为期"之治疗大法，故谓"合于圣度"，方名"圣愈"。

五十、阴痒

二妙龙胆汤

方由黄柏、苍术、龙胆草、木通、泽泻、生地黄、当归、车前子、柴胡、生甘草组成。以其清热燥湿，泻火解毒，止痒杀虫之功为治。

验案

祝某，女，37 岁。1973 年 8 月 6 日初诊。

患者外阴及阴道奇痒，时灼热痒痛难忍，坐卧不宁，伴带下稀薄黄绿色，有臭味。本院妇科检查示，阴道有散在的红色斑点，后穹窿有大量液体泡沫状分泌物。阴道分泌物镜检发现滴虫。西药治疗鲜效，转中医治疗。见心中烦热，小便短赤，舌红苔黄腻，脉滑数之候。

证属湿热蕴结，病虫滋生为患。治宜清热燥湿，解毒杀虫。予以二妙龙胆汤。

处方：黄柏 10g，苍术 10g，龙胆草 6g，木通 10g，泽泻 10g，生地黄 10g，当归 10g，车前子 12g（包煎），柴胡 12g，生甘草 6g。水煎服。

外治方：①苦参蛇床子熏洗剂：苦参 15g，蛇床子 15g，黄柏 15g，川椒 10g，艾叶 10g，木槿皮 15g，小蓟 15g，盐 10g，水煎熏洗外阴。②雄蛇丸：雄黄 3g，蛇床子 15g，研末蜜丸一钱重，纱布包好留线半尺纳阴道内，晚用晨取。

经治 1 周，诸症悉减，续治 1 周，病臻痊愈，嘱续用外治法。

按语：本案之病属现代医学之滴虫性阴道炎，中医以湿热蕴结病虫滋生证施治。故吉忱公有"二妙龙胆汤"之施，方寓《丹溪心法》之二妙散合《兰室秘藏》之龙胆泻肝汤化裁而成。药用黄柏、苍术、龙胆草清热燥湿；柴胡清肝胆三焦之火而泄热除烦；木通、泽泻、车前子味甘淡而气寒，淡能渗利，寒能清热，俾湿热之邪下行，从小便而解；生地黄清热润燥，滋阴生津；当归养血益阴；甘草清热解毒，调和诸药，且以"和冲脉之逆，缓带脉之急"之殊功，引领诸药，以成束带之功。于是湿热之邪得解，虫蚀之害得除。而苦参蛇床子熏洗剂及雄蛇丸外治方，亦具清热燥湿，解毒杀虫之功，对滴虫性或霉菌性阴道炎均有显效。

《兰室秘藏》之龙胆泻肝汤，又名"七味龙胆泻肝汤"。方由龙胆草、生地黄、当归、柴胡、泽泻、车前子、木通组成。功于泻肝胆实火，清肝经湿热。或治肝经实火上炎，而致胁痛、口疮、目赤、耳聋、耳肿；或治肝经湿热下注，而致小便淋浊、阴肿、阴痒、妇女带下之证。

而《医宗金鉴》之龙胆泻肝汤，尚有黄芩、栀子、甘草。《医方集解》引《和剂局方》方亦此方。本案为增其清利湿热之功，故合入二妙散，药用苍术、黄柏，舍清实火之黄芩、栀子，于是就有"七味龙胆泻肝汤"之用。

五十一、乳癖

1. 逍遥四物汤

方由当归、赤芍、白芍、柴胡、茯苓、炒白术、煨姜、青皮、川芎、炮山甲、桃仁、红花、瓜蒌、夏枯草、香附、王不留行、莪术、三棱、山慈菇、白花蛇舌草、薄荷、甘草组成。以其疏肝理气，和血化瘀，祛痰散结，软坚消癖之功为治。

验案

姜某，女，23岁。1980年6月1日初诊。

患者月经先后不定期，量少，色暗，有血块。双侧乳房上缘发硬如桃核大，按之硬痛，经前乳房坠痛，经来乳房痛不能触衣，伴小腹坠痛，食欲不振，心烦易悲，舌淡无苔，脉弦。

证属肝气郁结，郁久化火，炼液成痰，痰气互结而成乳癖。治当疏肝理气，和血化瘀，散浊祛痰。予逍遥四物汤化裁治之。

处方：当归 15g，赤芍、白芍各 10g，柴胡 12g，茯苓 15g，炒白术 12g，煨姜 3g，青皮 10g，川芎 12g，炮山甲 10g，桃仁 10g，红花 10g，瓜蒌 20g，夏枯草 10g，香附 10g，王不留行 12g，莪术 10g，三棱 10g，山慈菇 10g，白花蛇舌草 15g，薄荷 3g，甘草 10g。水煎服。

乳癖处敷以化核膏：大戟 10g，甘遂 10g，南星 10g，姜半夏 10g，僵蚕 10g，琥珀 4g，硇砂 3g，麻黄 12g，白芥子 12g，朴硝 15g，藤黄 10g，章丹 250g，香油 1 斤。如熬常规黑膏药法，摊贴之。2 日 1 换。

6 月 3 日二诊，服上药 3 剂后自觉症状稍轻，乳房结块软，且痛减，调方如下：

当归 15g，赤芍、白芍各 10g，夏枯草 20g，瓜蒌 15g，王不留行 12g，白术 15g，茯苓 15g，橘叶 6g，姜半夏 10g，浙贝 10g，怀牛膝 12g，橘红 10g，桃仁 10g，红花 10g，元胡 10g，香附 10g，白芷 10g，青皮 10g，柴胡 10g，甘草 10g，生姜 3 片为引，水煎服。

6 月 24 日三诊，续服药 21 剂，乳房软，癖块消，带下净。2 日前月经按期而至，经量、经色均正常，经前亦无乳房胀痛之感。予逍遥丸、益母草膏续治 2 个月，以固疗效。

按语：逍遥散，由调和肝脾之四逆散加减而成。四逆散乃《伤寒论》为阳气内郁，不能外达之证而立，今多用于治疗肝郁气滞、肝脾失调之证。逍遥散，方出自《和剂局方》，乃为肝郁血虚、肝强脾虚之证而设方。药由四逆散去枳实加白术、茯苓、当归、薄荷、煨姜而成。

乳癖之成因，公谓多由肝郁脾虚，或肾虚致冲任失调而致。盖因肝胃之经脉布乳房，故肝郁脾虚，痰湿内蕴，痰瘀互结而成乳癖。本案之治方，名"逍遥四物汤"，方中主以逍遥散易汤治之。逍遥散之称谓，《时方歌括》引赵羽皇语释云："此治肝郁之病，而肝之所以郁者，其说有二：一为土虚，不能升木也；一为血少，不能养肝也。盖肝为木气，全赖土以滋培，水以灌溉。若中土虚，则木不升而郁，阴血少，则肝不滋而枯。方用白术、茯苓者，助土德以升木也；当归、芍药者，益荣血以养肝也。薄荷解热，甘草和平，独柴胡一味，一以为厥阴之报使，一以升发诸阳。经云：木郁则达之。遂其曲直之性，故名之曰逍遥。"乳癖乃痰瘀互结而成，故辅以桃仁、红花、当归、芍药、川芎、莪术、三棱、炮山甲、元胡以活血祛瘀；山慈菇、白花蛇舌草清热解毒消肿；补肝散（夏枯草、香附）、橘叶、瓜蒌、王不留行、橘红、姜半夏、浙贝、川牛膝以豁痰理气导滞。黄宫绣谓"（姜）辛入肺，肺旺则一身之气皆为吾用，中焦之元气充而足，脾胃出纳之令壮而行，邪气不能容矣"，故公谓生姜、煨姜、干姜、炮姜，均以其辛温之性而通肌腠、开痰结，此即逍遥散、阳和丸用姜主治疮疡、癥瘕、积聚之由也。李杲谓"青皮乃足厥阴引经之药"，《本草求真》谓其"破泄削坚，除痰消痞，并气郁久怒，久疟结癖……疝痛……乳肿……无不奏效"；《本草便读》谓"若排脓散肿乳痈等证，皆肌肉病，阳明主肌肉，故白芷又为阳明主药。"由此可见，青皮、白芷二药，功于引领诸药上达乳房，则肝胃之脉络畅通以消乳癖，合诸方诸药之效，公名方曰"逍遥四物汤"。而药用忍冬藤、公英、地丁者，乃清下焦湿热，以愈带下之病。

2. 阳和消癖汤

药由熟地黄、鹿角胶、白芥子、炮山甲、生麦芽、橘叶、瓜蒌、当归、赤芍、川芎、茯苓、泽泻、白术、香附、浙贝母、炙甘草组成。以其益气荣肾，养血疏肝，温阳开腠，化痰开结，软坚消癖之功为治。

验案

牟某，女，41 岁，栖霞县职工。1980 年 9 月 16 日初诊。

患者素体阳虚，形寒肢冷，双侧乳房触痛，双侧乳房外侧均有一鸽卵大之肿块，中等硬度，边缘清楚，表面光滑。外科确诊为乳腺囊性增生症，因患者不愿手术摘除，故请中医治疗。患者月经延后，量少，有 2 次流产史。舌淡红苔少，脉沉细而涩。

证属肝肾不足，冲任失调，血虚寒凝痰滞，郁于肝胃之经，积于乳络，而致乳癖。予以阳和消癖汤治之。

处方：熟地黄 20g，鹿角胶 15g（烊化），白芥子 6g（炒打），肉桂 6g，麻黄 6g，炮姜 3g，王不留行 12g，炮山甲

10g，生麦芽 15g，橘叶 6g，瓜蒌 15g，当归 15g，赤芍 12g，川芎 10g，茯苓 15g，泽泻 15g，白术 12g，香附 10g，浙贝母 10g，炙甘草 6g。水煎服。

9月 27 日，服药 10 剂，诸症豁然，乳房无触痛，肿块软且明显缩小，要求续调。予原方加山慈菇 6g，续服。

10 月 20 日，续服 20 剂，患者欣然相告：经栖霞县医院外科检查，乳房肿块已消。

按语：乳腺囊性增生症，属中医"乳癖"范畴。本案患者乃一中年女性，曾有流产史。证属肝肾不足，冲任失调，而致血虚寒凝痰滞，郁于肝胃之经，积于乳络而成乳癖。故本案有"阳和消癖汤"之施。方中主以《外科全生集》之阳和汤。药用熟地黄益肾填精，大补阴血，以补肝肾，益冲任；鹿角胶为血肉有情之品，"禀纯阳之质，含生发之机"而调任督；肉桂、炮姜，散寒而通血脉；麻黄、白芥子散滞而化痰结。诸药合用，以成益元荣肾，养血疏肝，温阳开膝，化痰散结之功。辅以《金匮要略》之当归芍药散，方中既重芍药敛肝和营止痛；又伍归、芎以调肝和血；更配茯苓、白术、泽泻健脾渗湿，以杜生痰之源。实寓四物汤、四苓散二方之效，以疗肝脾失调，气血郁滞之证。而方加生麦芽、橘叶、瓜蒌、炮甲、王不留行、香附、浙贝母，在于增其疏肝解郁，软坚散结之用。诸药合用，则乳癖得消，月经得调，病臻痊愈。

山慈菇，又称光慈菇，首载于宋代《嘉祐本草》，为百合科植物老鸦瓣的地下鳞茎。《本草求真》谓山慈菇"味苦微辛，气寒微毒，功专泻热消结解毒"。尝有兰科杜鹃兰及独蒜兰的球茎，药材常称毛慈姑，亦作山慈菇入药。

3. 乳癖消解膏

药由生川乌、生草乌、生没药、生山甲、当归、生地黄、荆芥、防风、白芷、夏枯草、制香附、象皮、血竭、官粉、香油组成。以其疏肝解郁，温阳化痰，软坚散结之功以治乳癖。

验案

丁某，女，38岁，福山县女工。1966年8月11日初诊。

患者3日前沐浴发现右侧乳房上方有一桑椹大肿块，遂去福山县医院诊治。外科诊为"乳腺增生病"，建议手术摘除，病人要求保守治疗，故来院求治。查：皮色不变，质地坚硬，表面光滑，边界清楚，未与皮肤及深部筋膜相连，压之有"滑脱"现象。月经正常，偶有经前乳胀，平日形寒肢冷，情志抑郁。舌淡红苔薄白，脉沉弦而细。

证属肝郁痰凝，冲任失调而成乳癖。治宜疏肝解郁，温阳化痰。予以乳癖消解膏外敷。

处方：生川乌6g，生草乌6g，生乳香10g，生没药10g，生山甲10g，当归15g，生地黄15g，荆芥6g，防风6g，白芷10g，夏枯草6g，香附6g，象皮10g，血竭6g，官粉90g，香油 2 斤。

除血竭、官粉外，余药与香油浸一昼夜，用炭火熬制一昼夜，诸药焦枯后去渣加入官粉，用槐枝不停搅动，近成膏时，入血竭细末，和均后收膏，然后入凉水内一天，以去火毒，待用。

先后熬膏 3 次，外敷 3 月余，后来信相谢，谓其乳癖消尽，病臻痊愈，问公是否续治。公嘱复服逍遥丸、益母草膏，为愈后之用。

按语："乳癖消解膏"，乃公宗《外科全生集》阳和解凝膏意化哉，佐以补肝散（夏枯草、香附）、生山甲、生地黄、血竭、象皮、官粉而成。功于温阳活血，化痰散结之用。故用药三月余而乳癖消解。

因大象禁猎杀，今可以黄明胶（牛皮熬化而成），或阿胶代之。

五十二、乳痈

瓜蒌丝络汤

药由瓜蒌、丝瓜络、青皮、乳香、没药、蒲公英、牛蒡子、金银花、炮山甲、橘叶、薄荷、甘草组成。以其疏肝清胃，通络散结，解毒消痈之功为治。

验案

王某，女，26岁。1975年7月16日初诊。

患者为产后哺乳期，右侧乳房不慎被挤，遂肿胀疼痛，皮肤微红，肿块若核桃大，乳汁排泄不畅，触痛拒按，伴全身发热恶寒，头痛，胸闷不舒，口干咽燥，舌苔薄黄，脉弦数。

证属肝胃二经蕴热，乳络阻滞而致乳痈。宜疏肝清胃，通络散结，解毒消痈。予瓜蒌丝络汤。

处方：瓜蒌30g，丝瓜络10g，青皮10g，乳香3g，没药3g，蒲公英30g，牛蒡子10g，金银花30g，炮山甲3g，橘叶6g，薄荷2g，甘草3g。水煎服，药渣布包热敷患处。

服药 4 剂，乳房肿痛悉减，余症悉除。续服 4 剂，乳房肿痛消失，病臻痊愈，

按语：哺乳期乳房被挤压，致乳络阻滞，不通则痛，继而肝胃蕴热，而发乳痈，公有"瓜蒌丝络汤"之治。方中主以瓜蒌甘寒滑润，既可上清肺胃之热，又能开胸散结，为治乳痈之良药；辅以丝瓜络、炮山甲行血通络；青皮、橘叶、薄荷疏肝理气，散积化滞；牛蒡子、蒲公英、双花，清热解毒而消痈肿；乳香、没药宣通经络，活血化瘀，消肿止痛；甘草清热解毒，调和诸药，共为佐使药。于是方以疏肝散结，清热消痈为治，而收效于预期。

穿山甲为脊椎动物鲮鲤科食蚁兽的鳞甲。味咸微寒，《本草便读》谓其"入肝胃二经血分""行经络，能直达病所，故治一切痈疽未溃者，皆可解散；有脓者，能使速溃。其所以治乳证者，以其能入胃经乳房属阴阳也。"故为乳痈必用之药。然因过量捕杀，几近灭绝。而今临床须用山甲者，可用皂角刺代之。盖因皂角刺以辛散之性，而具托毒排脓、活血消痈之功，而适用于痈疽疮毒之疾。

五十三、银屑病

1. 活血润燥汤

方由当归、生地黄、牡丹皮、栀子、白鲜皮、秦艽、黄柏、生槐花、车前子、乌蛇肉、红花、川军、芦根、黄芩、白茅根、甘草组成。以其清热燥湿，泻火解毒，滋阴凉血，祛风润燥之功为治。

验案

黎某，女，10岁。1973年8月9日初诊。

患者全身起小红疙瘩及白屑已两年之久，初起时双下肢出现红色点状皮疹，上有白色鳞屑。今年七月皮疹泛滥全身，呈点状，色潮红，密布体表，并具有银白色较厚之鳞屑，基底色潮红、浸润，有时奇痒难当，西医诊为进行性牛皮癣。舌质淡，苔白微腻，脉弦细。

证属湿热内发，郁久化火，血燥风生，发为白疕。治宜清热凉血，祛风燥湿。予活血润燥汤调之。

处方：当归15g，生地黄30g，牡丹皮10g，栀子10g，白鲜皮 15g，秦艽 10g，黄柏 10g，生槐花 15g，车前子 10g（包煎），乌蛇肉 6g，红花 10g，川军 6g，芦根 10g，黄芩 10g，白茅根 15g，甘草 6g。水煎服。

化疣胆汁膏外搽方：轻粉 3g，冰片 5g，共研细末，猪胆汁调涂，每日 1 次。

9 月 11 日，经用上法治疗月余，皮损已复，而病臻痊愈。嘱服天王补心丹、知柏地黄丸以善后。

按语：白疕，现代医学称之为牛皮癣。本案患者，因新皮疹不断出现，旧皮疹不断扩大，鳞屑厚积，红斑明显，瘙痒难当，故属进行性牛皮癣。对此，《外科大成》有"白疕，肤如疹疥，色白而痒，搔起白疕，俗称蛇虱，因风邪客于皮肤，血燥不能荣养所致"之论，本案即属此因者，故公有"活血润燥汤"之施。药用当归、生地黄、牡丹皮、红花养血活血，和营通脉；黄芩、黄柏、大黄、甘草、栀子，清热燥湿解毒；白鲜皮、芦根、车前子、白茅根，泻火利尿；秦艽、生槐花、乌蛇，疏风通络。以成清热凉血，祛风燥湿之治。

冰片，又名龙脑香，辛散苦泄，芳香走窜，具散郁宣毒之功；轻粉为水银与食盐、胆矾用升华法制成，为攻毒蚀疮之要药；以清热解毒，润燥凉血之猪胆汁调涂，故公名之曰"化疣胆汁膏"，用于皮肤而有顽癣者，每收卓功。故此案内服与外治同用，经治月余而愈病。而公予知柏地黄丸者，以益肝脾肾三脏之阴精，泻火渗湿以澄其源；天王补心丹"补心"者，乃取《内经》"诸痛痒疮，皆属于心"之谓也。

2. 加味消风散

方由当归、赤芍、川芎、荆芥、防风、苦参、苍耳子、地肤子、连翘、白鲜皮、牡丹皮、红花、甘草组成。以其清热解毒，滋阴泻火，凉血活血，消风止痒之功为治。

验案

战某，女，21岁，某厂工人。1973年9月3日初诊。

患者3个月前头发间出现棕红色丘疹，上覆盖银白色鳞屑，刮去鳞屑可见点状出血点，继而部分丘疹发展成大小不等的斑块。皮疹边缘清楚，近1个月皮疹、斑块遍及全身。西药治疗，未能痊愈，故求中医治疗。症见皮损遍及全身，头部尤甚，皮损泛发潮红，点状出血明显，瘙痒剧，鳞屑多，患者心烦易怒，大便干，小便黄，舌质红苔黄，脉弦微数。

证属风邪客于肌肤，郁久化热而致血燥不能泽肤，而致皮损。治宜清热解毒，滋阴燥湿，凉血活血。予加味消风散易汤调之。

处方：当归15g，赤芍20g，川芎10g，荆芥10g，防风10g，苦参30g，苍耳子15g，地肤子20g，连翘12g，白鲜皮15g，牡丹皮10g，红花10g，甘草10g。水煎服。

9月9日，服药5剂，病情稳定，无新的皮损出现，红斑减轻，瘙痒不甚。原方加紫草10g，鬼针草15g，蝉衣6g，续服。

9月26日，续服中药15剂，丘疹消失，红斑隐退，唯头部皮肤隐见皲裂。为防复发，患者要求续治。

中药煎剂水浴：赤芍12g，当归15g，丹参20g，牡丹皮15g，红花10g，苦参30g，双花15g，连翘15g，白鲜皮15g，鬼针草30g，苍耳子30g。

天王补心丹每次1丸，每日2次。

按语：银屑病，俗称牛皮癣，中医学称"白疕"。《外科大全》云："白疕，肤如疹疥，色白而痒，搔起白疕，俗称蛇虱，因风邪客于皮肤，血燥不能荣养所致。"由此可见，虽云"风邪客于皮肤"，然"血燥不能荣养"肌肤为其主要病机。盖因外邪蕴于肌肤，郁久化热，致血燥生风，故有皮损、红斑、脱屑之病候。公变通《外科正宗》之消风散而立"加味消风散"。方中主以当归、芍药、川芎，佐牡丹皮、红花，以养血活血，滋阴润燥，乃"治风先治血，血行风自灭"之谓。药用荆芥，以其芳香气清之性，能清血分之风热，而透疹止痒；防风发散脾家之郁火及搜除脾家之湿邪；苍耳子伍荆芥以其疏散宣通之功，上达颠顶，下行足膝，外达皮肤，以除疮疹瘙痒之候；佐以苦参、地肤子、白鲜皮诸品，以清蕴于肌肤之湿热，则皮肤之疹疥、瘙痒可除；佐以连翘，以其味苦性微寒，作清热解毒之资，用药之妙，诚如《本草便读》所云："苦先入心，寒能及肺，诸疮各毒，皆缘邪火游行，气聚血凝，用此宣通表里。"其理源自《黄帝内经》，"诸气膹郁，皆属于肺""诸痛痒疮，皆属于心"之谓也。肺气失于宣发，肌肤"膹郁"而皮疹可起，心营蕴热则血燥生风，疮疡可发。其治"金郁泄之""火郁发之"，有赖于连翘"入心""入肺"。虽云佐药，然其与四物汤实为血燥型银屑病之主药。使以生甘草，取其性偏凉，为清热解毒之用。诸药合用，而收效于预期。

二诊时，入紫草、鬼针草、蝉衣，乃清热除湿之用。嘱病愈，续以汤浴外治，以荡肌肤之血热风燥；口服天王补心丹，取其滋阴养血之功，以除血燥之扰。清·柯琴云："心者主火，而所从主者神也。神衰则火为患，故补心者，必清其火而神始安。"公谓"银屑病""牛皮癣"（即西医之神经性皮炎）其血热肤燥者，皆五志郁而化火，此内生"五邪"也，心因也。

五十四、浸淫疮

龙胆六一汤

方由龙胆草、黄连、黄芩、金银花、车前子、栀子、生地黄、白茅根、防己、生白术、薏苡仁、木瓜、泽泻、滑石、生甘草组成。以其清热利湿，凉血解毒之功为治。

验案

陈某，女，56岁。1975年8月17日初诊。

患者2个月前洗澡后，自觉全身不适，左下肢皮损处红肿，痒痛加重，眠睡不稳。6日后，全身出现皮疹作痒，抓破后流水，左小腿皮损处红肿胀痛。或西药，或中药，屡治无效，现部分皮损裂口流出黄水，不思饮食，口苦，时有恶心，大便干燥，二三日一行，小便赤黄量少，舌质淡，苔白中黄而腻，脉滑数。西医诊为"湿疹样皮炎"。

证属湿热壅阻肌肤，水湿外泛而致浸淫疮。治宜清热利湿，凉血解毒。予龙胆六一汤调之。

处方：龙胆草10g，黄连10g，黄芩10g，金银花30g，车前子 15g（包煎），栀子 10g，生地黄 30g，白茅根 30g，防己 45g，生白术 12g，薏苡仁 30g，木瓜 10g，泽泻 15g，滑石 30g，生甘草 6g。水煎服。

外用三黄槟榔散敷患处：川黄连 24g，黄柏 24g，黄芩 12g，槟榔片 10g，研末外敷。

8 月 23 日，治疗 1 周，皮损溃破流水见愈。予以原方加当归 10g，苦参 10g，大青叶 30g，牡丹皮 12g，仍辅以三黄槟榔散外治。

9 月 2 日，续治 1 周，皮损愈合结痂，湿疹已愈。嘱服龙胆泻肝丸续服，以固疗效。

按语：湿疹与中医之血风疮、湿毒疡、浸淫疮相牟，多因湿热壅阻肌肤，热毒与气血搏结而致。本案患者起病较急，故属急性湿疹。因症见"皮疹作痒，抓破后流水""现部分皮损裂口流出黄水"，当从"浸淫疮""湿毒疡"论治，故公予以清热利湿，凉血解毒之法，而有"龙胆六一汤"之施。实乃龙胆泻肝汤合六一散化裁而成。方以龙胆草、黄连、黄芩、双花、栀子清热解毒；生地黄凉血清热；泽泻、车前子、生白术、薏苡仁健脾渗湿；滑石、防己、白茅根重在清利湿毒；木瓜酸温气香，酸能入肝舒筋通络，温香入脾以化湿和胃。盖因脾主四肢，又主肌肉，性恶湿，而喜香燥，故公以木瓜一味，健脾燥湿，柔筋舒挛而建功。

槟榔味苦辛，故能散能降，自古为治脚气之要药。现代研究表明，槟榔水浸剂有抗皮肤真菌的作用，并对流感有抑制作用。故今以其燥湿之功，与清热解毒之三黄（黄芩、黄连、黄柏）组成三黄槟榔散外敷，以成清热燥湿，解毒敛疮之用。《金匮要略·疮痈肠痈浸淫病脉证并治》篇有"浸淫疮，黄连粉主之"之证治。《素问·至真要大论》云："诸痛痒疮，皆属于心。"是以黄连以其苦寒之性，以清心火为治也。《外科精义》尚以一味黄柏散调涂浸淫疮之用。纵观公所立之龙胆六一汤、三黄槟榔散，乃古今结合之用也。故内服与外治合用，而收效于预期。

此患者前医亦用龙胆泻肝汤不效，同此一证，而公亦用此方而收显效。公谓"同一证，且同一方，凡方加减俱有精义，不可不细讲也"。并以《客尘医话·杂症述略》语解之："近时医家，每用囫囵古方……殊不知古贤立方，与人以规矩不能使人巧。盖规矩做方做圆之呆法，而作器长短大小，时时变通，所以病情古今无印板式样。即方无一定呆药，必须加减，寓变通于成法之中，斯神乎技矣！"

五十五、日晒疮

泻火消肿汤

方由金银花、连翘、浮萍、蒲公英、薏苡仁、车前子、木通、生甘草组成。以其清热利湿，泻火解毒，消肿止痒之功为治。

验案

例1：杨某，男，36岁。1973年7月29日初诊。

患者两手背及面部突然肿起半日，发病前2天，曾食灰菜面条，食后即在烈日下劳动数小时，阳光直射，当时即感面部刺痒。回家后面部及两手背明显肿胀，灼热刺痛，两眼睑肿胀，不能睁开，并感到胸闷痞满，咽干微咳，咳痰不爽，大便干燥，小便短赤。查：体温37℃，头面部及手背肿胀，肤色呈紫红色，压之不褪色，未见水泡及糜烂，口唇肿胀外翻，苔薄白，脉弦数。

证属湿毒内蕴，日晒后阳毒外燔而致日晒疮。治宜清热解毒，佐以利湿。予泻火消肿汤调之。

处方：金银花 30g，连翘 20g，浮萍 10g，蒲公英 15g，薏苡仁 12g，车前子 10g（包煎），木通 10g，生甘草 30g。水煎服。

外用：黄柏 60g，煎水 5000mL，冷敷。

8 月 5 日，治疗 1 周，浮肿、咳喘、溲赤、便秘诸症豁然。效不更方，守方续治。

8 月 13 日，续治 1 周，病臻痊愈。

按语：此案患者属中医"日晒疮"范畴。因吃灰菜面条有过敏之疑，而有胸闷脘痞，咽干微咳之状。复在烈日下劳作，受日光紫外线过度照射，而成日光性皮炎，致上肢、面部出现红斑、水肿，故公有"泻火消肿汤"为治，方以金银花、连翘、蒲公英以成清热解毒之用；薏苡仁、车前子、木通清解火毒，通利小便，俾火热之毒随小便而除；甘草清热解毒。诸药合用，以成泻火解毒消肿之用。药用浮萍以其解表透疹，利水消肿之功，以除灰菜之毒。故经治 2 周，则内蕴之湿毒以清，外燔之火毒以解，而收效于预期。

灰菜，为菊科植物滨藜，山东境内的灰菜，又称大叶落藜、红叶藜，二十世纪五六十年代，公即发现有大量因食用灰菜中毒的案例，且有治验。

例 2：王某，女，28 岁。1975 年 5 月 2 日初诊。

患者昨日曾食洋槐花馅包子，致面部及手背浮肿。午后到野外放猪，在阳光下直射数小时，初感双手麻痒，两小时左右手臂肿胀至肘，伸屈受限，面部亦随之肿起，眼睑肿胀难开，大便秘结，小便赤黄，纳呆胸痞。两天前曾有腹泻史，现手臂及面外露部分均有红斑，色暗紫，压之不褪色。血常规检查正常，舌苔薄白微腻，脉弦数。

证属湿热内蕴，日晒后阳毒外燔，而致日晒疮。治宜清热解毒，健脾利湿。予清火消肿汤调之。

处方：金银花15g，蒲公英15g，连翘10g，浮萍10g，车前子10g（包煎），白鲜皮12g，木通6g，桔梗10g，薏苡仁20g，焦白术12g，牡丹皮10g，茯苓12g，甘草10g。水煎服。

外洗方：黄柏10g，金银花15g，刘寄奴10g，地骨皮6g，水煎湿敷。

5月6日，治疗3日，肿消斑退，病臻痊愈，予以守方3剂，以固疗效。

按语：胶东地区有食用槐花（刺槐，或称洋槐之花）的习惯，很少有中毒过敏者，本案则属特例。患者初因食用洋槐花馅包子而致皮肤过敏，继而翌日午后烈日下紫外线过度照射，而复致日光性皮炎。面部肿起，眼睑肿胀难开，手臂肿胀至肘，面部外露部分出现红斑。故公以湿热内蕴，阳毒外燔之证论治。大凡内因食用槐花或灰菜过敏而致浮肿，外因阳光火毒燔灼而致肢肿、红斑。公即有"泻火消肿汤"之治。方中以金银花、蒲公英、连翘，成清热解毒之用；牡丹皮清血中之伏火，则红斑可消；浮萍辛寒，入肺与膀胱，合连翘、桔梗以宣肺解表、透邪外出，与薏苡仁、车前子、木通，通利水道，此乃《素问·汤液醪醴论》"平治于权衡，去宛陈莝""开鬼门，洁净府"，以解槐花过敏之毒；白术、茯苓、薏苡仁，健脾渗湿，以防内湿蕴热之虞；白鲜皮以其清利湿热之功，而消肢体肿胀之候；生甘草解毒和中为使。诸药合用，内蕴之湿热得清，外燔之火毒得解，故收效于预期。外渍之方，以清热、凉血、解毒，燥湿建功。

五十六、瘾疹

四物消风汤

药由当归、川芎、赤芍、生地黄、荆芥、防风、独活、地肤子、白蒺藜、浮萍、大青叶、蒲公英、金银花、苦参、苍术、陈皮、蝉蜕、甘草组成。以其疏风清热，和营凉血，消肿止痒之功为治。

验案

崔某，男，39 岁，农民。1974 年 7 月 3 日初诊。

患者入夏于田间劳作，时值天气闷热，又恐下雨，又想劳作，遂心烦，继而全身皮肤瘙痒，出现风团，遂停止劳作急回家。时一阵凉风，大雨作，顿感心清，瘙痒亦缓。其后则遇热病剧，得冷症减，于是就医。因候诊心急，遂发瘾疹瘙痒。查风团色红，皮损于全身，略高于皮肤，大小形态不一，风团大至巴掌，小如芝麻粒，呈散发性，部分融合成环状、地图状。伴心烦，口渴，咽部不适。舌苔薄黄，脉浮数。

证属血热风燥，营卫失和，风热与气血相搏于肌肤而致瘾疹。治宜疏风清热，和营凉血。予四物消风汤调之。

处方：当归 12g，川芎 10g，生地黄 12g，赤芍 10g，荆芥 10g，防风 10g，独活 10g，地肤子 10g，白蒺藜 10g，浮萍 12g，大青叶 12g，蒲公英 12g，金银花 12g，苦参 10g，苍术 10g，陈皮 10g，蝉衣 6g，甘草 3g。水煎服。

7月9日，服药4剂，心烦口渴悉除，瘾疹偶发1次。守方继服。

7月13日，续服4剂，诸症悉除，瘾疹未发。予以天王补心丹，早晚服。

按语：本案之病，因皮肤出现瘙痒性丘疹风团，故有风疹、风疹块之名，又因发病时隐时显，故又名瘾疹，即现代医学所称的"荨麻疹"。究其原因，《素问·四时刺逆从论》有"少阴有余"病"隐轸"的记载。轸，即疹。意谓少阴君火之气有余，即火热之气有余，与人之气血相搏，而起瘾疹。《灵枢·本神》云："所以任物者，谓之心……心藏脉，脉舍神。"若心之操持繁重，心思缜密，心血暗耗，心火内盛，此亦"少阴有余"也，火邪搏于营卫，而致血燥生风。此即《内经》"诸痛痒疮，皆属于心"之谓，此即清营凉血可治疮痒之理，亦即天王补心丹治荨麻疹等皮肤病之理也。

本案之体征，为风热之邪搏于肌表，郁于皮肤致营卫失和，与气相搏，加之其人任物过重，心阴久耗，故起风团、风疹。其治公化裁《外科正宗》之消风散、《外科证治全书》之四物消风饮用之，名方曰"四物消风汤"。方中浮萍、荆芥、防风、独活、蝉衣、白蒺藜疏风透表；大青叶、金银花、蒲公英清热解毒；苦参、苍术、陈皮、地肤子清热燥湿；四物汤清营和血；此即"治风先治血，血行风自灭"之谓也。于是，以其疏风养血，清热解毒，燥湿泻火之功，而收效于预期。天王补心丹乃愈后之施，有养血安神，清热除烦之用，以解"任物"之劳，俾心火不亢，"少阴有余"之疾不生也。

大凡因风毒之邪犯人，与湿热之邪相搏，内不得疏泄，外不得透达，郁于肌肤而发，则见皮肤瘙痒，或水液流溢。故谓痒自风来，从而有"消风"之治。名"消风散"者，有《外科正宗》方，《医宗金鉴》方同此。药有荆芥、防风、当归、生地黄、苍术、知母、蝉蜕、苦参、胡麻仁、牛蒡子、石膏、木通、甘草，乃湿热风毒蕴于肌肤、血分之用方；有《和剂局方》方，药有荆芥、防风、蝉蜕、川芎、人参、茯苓、僵蚕、藿香、羌活、厚朴、甘草，乃主治诸风上攻头目、项背拘急、瘾疹之用方；有《证治准绳》方，药有石膏、荆芥穗、防风、当归、川芎、川羌、甘菊、羚羊角、大豆卷、甘草，主治妊娠肝热上攻，致头、胸诸症；有《沈氏尊生书》方，为脾热风湿证而设方，药用茯苓、蝉蜕、川芎、僵蚕、人参、藿香、防风、荆芥、甘草。而《外科证治全书》之四物消风饮，药有当归、生地黄、赤芍、川芎、荆芥、薄荷、蝉蜕、柴胡、黄芩、甘草，功于养血和血，通达气机，疏风清热，乃为素体血虚，枢机不利，风热外客，皮肤游风，瘾疹瘙痒及劳伤冒风而设方。公尤重此方，谓其寓四物汤、小柴胡汤、消风散诸方之效，故名"四物消风汤"。

五十七、破伤风

加味玉真散

方由胆南星、防风、白附子、白芷、天麻、羌活、钩藤、全蝎、蜈蚣、僵蚕、朱砂、蝉蜕、甘草组成。以其疏风化痰，解痉定搐之功为治。

验案

例1：董某，男，15岁。1974年12月6日初诊。

患者七八天前，在劳动中被铁锨碰伤左上唇部皮肤。近四天来，张口困难，咀嚼无力，吞咽不便，肌肉痉挛，抽搐频作，颈项强硬，角弓反张，呈苦笑面。抽风进行性加重，间歇性发作，神志清楚，心肺听诊正常，腹部平坦较软，无压痛，未扪及包块，体温37.1℃，血压：128/80mmHg。门诊以破伤风收入院。即日予以西药精制破伤风抗毒素、抗生素治疗，并请公会诊。查：舌质淡红苔薄白，脉象弱。

证属风痰阻络，发为痉证。治宜疏风化痰，解痉定搐。予加味玉真散易汤化裁。

处方：胆南星 10g，防风 10g，白附子 10g，全蝎 10g，蜈蚣 3 条，僵蚕 10g，朱砂 2g（研冲），琥珀 10g，蝉蜕 6g，薄荷 4.5g，甘草 15g。水煎服。

12 月 17 日，连进中药 11 剂及西药治疗，诸症悉除，停用西药，续服中药。

12 月 25 日，患者痊愈出院。

例 2：修某，男，11 岁。1975 年 3 月 1 日初诊。

患儿半月前（春节期间），放鞭炮炸伤右手，继则感染，于当地医院伤处上药，肌注青、链霉素。继则伤处肿痛，全身抽搐，病情加重而转诊。查：患儿右手大鱼际处红肿，手指呈屈曲位，苦笑面，张口困难，角弓反张，全身酸楚。血常规检查示：白细胞 1.03×10^9/L，中性粒细胞 0.64，淋巴细胞 0.32，单核细胞 0.04。门诊以破伤风收入院治疗。遂予精制破伤风抗毒素、抗生素及镇静剂。

3 月 5 日，患儿仍抽风频作，张口困难，昏迷嗜睡，夜不宁，神志尚清，双肺未闻及啰音。延公会诊。查：舌质淡红苔薄白，脉弦。

证属风痰阻络，发为痉证。治宜疏风化痰，止痉通络。予加味玉真散化裁。

处方：防风 12g，胆南星 10g，白附子 10g，僵蚕 6g，川羌活 6g，全蝎 6g，蝉蜕 6g，琥珀 10g，朱砂 1.5g（研冲），钩藤 12g，甘草 6g。水煎服。

3 月 11 日，患儿迭进中药 6 剂，及精制破伤风抗毒素、抗生素治疗后，诸症自瘳。

例3：曲某，男，14岁。1975年5月27日初诊。

患者于2天前，右耳前受到拳击，当时局部疼痛，张口困难，喉痛。自昨日起上述症状加重，且颈项强硬，角弓反张，腹肌紧张，呈苦笑面，恶心呕吐，牙关紧闭，口张1cm，咬破舌头3次。以破伤风收入院，遂即予精制破伤风抗毒素、抗生素、镇静剂治疗。

5月31日，病情加剧，尤以抽风为著，上午突然呼吸困难，急请耳鼻喉科会诊，予以气管切开，停用精制破伤风抗毒素，下午请公会诊。其时患者昏睡不省人事，角弓反张，牙关紧闭，舌象未能查及，脉沉弦。

证属风痰阻络，邪毒攻心。治宜祛风止痉，化痰开窍，清热解毒。予加味玉真散化裁。

处方：胆南星10g，防风10g，蝉蜕10g，僵蚕10g，蜈蚣1条，钩藤12g，当归12g，赤芍12g，忍冬藤12g，橘红10g，郁金10g，白芷10g，朱砂1.5g（研冲），甘草6g，大枣12g。水煎服。

6月14日，诸症递减，仍时有抽风，但发作不剧，体温37.5℃，心肺正常，气管插管通畅，鼻饲无不适，治疗仍如前法，中药上方去忍冬藤、橘红。

6月27日，近几天来未发抽风，口张半开，体温37.3℃，气管插管已拔除，刀口处附有肉芽组织。予以常规换药，以待愈合。

7月3日，痊愈出院。

按语：破伤风是一种严重的外科急性感染，由破伤风杆菌引起，可经伤口、产妇产道、婴儿脐带侵入人体，产生大量外毒素，并作用于中枢神经系统，而产生咀嚼无力，吞咽不便，言语不清诸症。继之面肌痉挛，牙关紧闭，呈苦笑面容，四肢拘急，角弓反张，全身阵发性肌肉痉挛，但患者始终神志清楚。窒息和肺炎是其导致死亡的主要原因，且死亡率较高。

中医学根据其症状及感染途径，而有"痉病""金疮痉""小儿脐风""产妇风"之称。南唐·隋士良谓："此皆损伤之处，中于风邪，故名破伤风"。所以自宋时，统称为破伤风。对其发病之由及其证治，历代医籍皆有论述。《素问·至真要大论》云："诸暴强直，皆属于风。"《金匮要略·痉湿暍病脉证治》云："痉为病，胸满口噤，卧不着席，脚挛急，必齘齿。"《诸病源候论》云："夫金疮痉者，此由血脉虚竭……荣卫伤穿，风气得入……则痉。其状，口急背直，摇头马鸣，腰为反折……不及时救者，皆死。"《杂病源流犀烛》云："惟跌磕打伤，疮口未合，贯风而成者，乃为真破伤风……凡破伤风有口噤身强直者宜玉真散。"吉忱公认为，破伤风皆由血虚不能濡养筋脉，风毒经创口乘隙侵入肌腠经脉，营卫不得宣通而致诸症。甚则内传脏腑，毒气攻心，痰迷心窍，致病情恶化，故病属外风为患。其治宜清风散毒，化痰解痉，养血通络。公因《外科正宗》"玉真散"祛风之力虽强，而解痉之功则逊，故合入"止痉散"，则疏风解痉之效倍增。合二方加味，立"加味玉真散"。处方为：胆南星10g，防风10g，白附子10g，白芷10g，天麻14g，羌活10g，蜈蚣2条，全蝎7个，僵蚕7个，蝉蜕15g，钩藤12g，朱砂1.5g（研冲），甘草10g，童便为引，水煎服，小儿剂量酌减。

南星、防风二味，童便为引，乃《本事方》之"玉真散"，具化痰祛风之功。《外科正宗》通过后人的临床经验，加入白附子伍南星以化痰祛风、定搐止痉；合羌活、白芷、天麻助防风疏散经络肌腠之风邪，亦名之曰"玉真散"。又因其解痉之功不足，故公合入"止痉散"（蜈蚣、全虫），五虎追风散（蝉蜕、胆南星、全蝎、僵蚕、天麻）、钩藤诸药，以解痉定搐；佐以朱砂镇惊而宁心，使以甘草解毒以和中。故诸药合用，"玉真散""止痉散""五虎追风散"三方合一作汤剂服，名"加味玉真散"，则功效倍增。

验诸临床，若邪毒入里，抽搐频作，呼吸急促，痰涎壅盛（以痰液及口腔、鼻咽分泌物多为见症），小便短少者，大有邪毒攻心之势，故公多加入竹沥（或天竺黄）、槐沥（或槐胶）、川贝母、瓜蒌、猪胆汁以资疗效。若高热神昏，痉挛频作，腹壁紧张，便秘，宜去白附子、羌活辛温燥热之品，胆星易天南星，加入菖蒲、郁金、大黄、石膏、双花诸药；若手足振掉者，可加入炮人指甲或炮畜蹄甲、乌蛇、龟甲、白芍等柔肝息风之品；若牙关不开，可加入竹沥、黄蜡，以资开窍化痰之功；若抽搐寒战身凉者，可加入制川乌、乌蛇、桂枝，以佐温经散寒，解痉定搐之力；若发热、自汗、项强者，可合入葛根汤，以疗肌解痉；若产后破伤风者，可加入芥穗，以祛血中之风；若大汗不止者，可加入黄芪、浮小麦、白术、牡蛎，以益气固表；若创口感染者，去辛温燥烈诸药，合于金银花、野菊花、蒲公英、紫花地丁诸药，以清热解毒；若体虚，或恢复期，可入当归、黄芪、白芍、熟地黄、阿胶、黄精诸益气养血之品；若大便秘结者，实证加大黄、芒硝等药，虚证加蜂蜜、麻仁诸味；若脸肿或尿血者，停用朱砂。

痉挛发作不仅使患者痛苦，且身体消耗很大，常引起窒息，因此控制痉挛是治疗破伤风的重要措施。因中药的解痉定搐作用较西药疗效好，且无副作用，同时又减少了镇静剂的使用，故中药很好地解决了这一主要矛盾。若再配合中和毒素，控制感染，维持营养等西医措施，病人大都可转危为安，从例2、3中足可看出。

因病人痉挛，常伴口噤，服用中药较困难，故采用鼻饲法给药，在喉痉挛或全身痉挛频作，有窒息危险时，可予以气管切开，这些措施都可补中医中药的不足。所以中西医结合治疗破伤风，较之单纯中药或单纯西药治愈率都高。

五十八、口疮

导赤清心汤

方由生地黄、淡竹叶、木通、牡丹皮、地骨皮、麦冬、滑石、石莲肉、茯苓、桔梗、甘草组成。以其导赤清心，滋阴凉血之功为治。

验案

鲁某，女，29 岁。1965 年 8 月 6 日初诊。

患者昨日口腔、咽喉疼痛，继而口腔两侧、上颚、唇内出现黄白色溃疡点，伴灼痛感，妨碍饮食，口干渴，口臭，心烦，大便干结，小便黄赤，舌质红，苔黄腻，脉数。

证属火炽盛，火热之邪循经上攻舌唇而致。治宜导赤清心之法。师导赤清心汤意化裁。

处方：生地黄 20g，竹叶 10g，木通 10g，牡丹皮 10g，地骨皮 10g，麦冬 10g，滑石 10g，石莲肉 10g，茯苓 12g，桔梗 10g，甘草 10g。水煎服。

予冰硼散外用。

服药 5 剂，溃疡点减少，灼痛感减，余症已除，仍宗原意，守方继服。续服 5 剂，口腔溃疡已愈。予以桔梗 6g，甘草 3g，双花 3g，代茶饮，每日 1 剂。

按语：《素问·气交变大论》云："岁金不及，炎火乃行……民病口疮。"1965 年，乙巳岁，岁金不及之年，金不及火以乘之，故有火热之邪犯之。《素问·至真要大论》云："诸痛痒疮，皆属于心。"故火热淫邪与心火交炽而致口疮。宗《素问·六元正纪大论》"火郁发之"之治，予以导赤清心之法。"发"者，散去之意。张介宾注云："发，发越也……凡火所居，其有结聚敛伏者……皆谓之发，非独止于汗也。"公之"导赤清心汤"，实由《小儿药证直诀》之导赤散（生地黄、木通、生甘草梢）合《和剂局方》之清心莲子饮（黄芩、麦冬、地骨皮、车前子、石莲肉、白茯苓、炙黄芪、人参、炙甘草）化裁而成。"导"，引导也；"赤"，色也。《医宗金鉴·删补名医方论》云："赤色属心，导赤者，导心经之热从小肠而出，以心与小肠为表里也。"本方之药，以其清心养阴，利水导热，上炎口腔之火毒得清，则口疮可愈。石莲肉系莲子老于莲房，坠于淤泥，经久坚黑如石，具清利湿热之功，故与清心火、益气阴诸药相伍，名清心莲子饮。因尚伴有咽喉肿痛，故又合用《小儿药证直诀》之甘桔汤，以清火热之邪上壅咽喉而致肿痛，实乃《伤寒论》之桔梗汤，用以治少阴客热咽痛之用方。方以生甘草清热解毒，咽部轻微肿者，可一味甘草而愈之，名"甘草汤"。

若效不显，可佐桔梗以开肺利咽，名"桔梗汤"，后世名曰
"甘桔汤"。《疡医大全》增麦冬养阴润燥，亦名"甘桔汤"；
《张氏医通》增山豆根、元参、牛蒡子、荆芥诸药，乃治麻
疹咽痛，口舌生疮之"甘桔汤"，今可用于"手足口病"佐
用之方。

五十九、鼻渊

1. 柴胡鼻渊汤

方由柴胡、黄芩、辛夷、焦栀子、当归、浙贝母、元参、野菊花、金银花、桔梗、白芥子、生甘草组成。以其清解郁热，化浊通窍之功为治。

验案

曲某，女，16岁，高中生。1976年11月5日初诊。

患者1周前外感风寒，头痛发热，鼻塞，服银翘解毒丸，发热之候遂愈，然仍微有鼻塞不通之感。继而鼻塞加剧，嗅觉减退，前额痛，晨起重，午后减，涕黄绿黏稠，量多味臭，伴口苦咽干目眩，心烦易怒，舌红苔白，脉弦微数。X线片示双侧上颌窦炎。

证属外邪未尽，郁于少阳，郁而化热，循经迫脑犯鼻，伤及窦窍，而致鼻渊。治宜清解郁热，化浊通窍。予柴胡鼻渊汤治之。

处方：柴胡10g，辛夷10g（包煎），焦栀子10g，当归

10g，浙贝 6g，元参 10g，野菊花 10g，金银花 10g，桔梗 10g，白芥子 10g，生甘草 6g。水煎服。

11 月 11 日，服药 5 剂，头痛、鼻塞诸症豁然，仍流黄色稠涕，予以原方加藿香 15g，苍耳子 10g，继服。

11 月 16 日，续服 5 剂，诸症若失。为固疗效，予以《外科正宗》之奇授藿香汤续服。

处方：藿香 15g，煎取 1000mL，公猪胆 1 枚和匀，食后顿服。

按语：《素问·气厥论》云："胆移热于脑，则辛頞鼻渊，鼻渊者，浊涕下不止也。"盖因胆为刚脏，内寓相火，其气通于脑，且肝胆互为表里，肝脉循抵鼻腔。本案患者，因感受外邪入传少阳经，郁而化火，火热之邪循经迫脑犯鼻，伤及窦窍而致鼻渊。诚如《济生方》所云："热留胆腑，邪移于脑，遂致鼻渊。鼻渊者，浊涕下不止也。"故公有"柴胡鼻渊汤"之治。方中主以柴胡，以其禀春升之气而转枢机，除肝胆之郁热。辛夷辛散之性，轻浮上升宣通肺窍，为治鼻渊之专药，任为辅药。栀子苦寒清降，性缓下行，清三焦之火邪，从小便而解；元参苦咸性寒质润，入肾肺二经，具壮肾水以其清上澈下之功，而制浮游之火，为滋阴降火之要药，而润燥除烦，软坚解毒；当归辛香善走，被誉为"血中气药"，用治痈疽疮疡，可以消肿通脉。浙贝以其苦甘微寒之性而清热散结，宣肺化浊。白芥子取其辛散走窜之力以散结消肿，又以其化皮里膜外痰滞之异功，可除鼻窍肌膜之腐败。桔梗苦辛性平，既升且降，可为诸药之舟楫，系开提肺气之圣药，宣散肺窍之瘀浊；甘草味甘性平，和中解毒，调和诸药以和合，共为佐使药。于是诸药合用，以成清泄胆经郁热，化浊通窍之用，而鼻渊可愈。公谓此为通治鼻渊之基础方，故名"柴胡鼻渊汤"。此案涕黄味臭，乃邪毒滞留窦窍之由，故方入野菊花以其苦辛微寒之性，而功于解毒消肿；加金银花，以其甘寒之性而清热解毒，又以其芳香透达之性，清宣肺窍而不遏邪。

二诊时方加藿香，以其芳香宣发而不峻猛，微温化湿而不燥烈，以增化浊通窍之功；加苍耳子，以其辛苦宣通之功，上达窦窍，为鼻渊浊涕之效药。当诸症若失，鼻窍畅通之际，后续以《外科正宗》之"奇授藿香汤"以固疗效。猪胆苦寒性滑，寒能胜热，苦能除湿，滑能润燥，故与藿香同用，为治鼻渊之用方。制成丸剂，《医宗金鉴》方名"奇授藿香丸"。《全国中药成药处方集》名藿胆丸，又名清肝保脑丸。《奇难杂症食疗便方》有一类似药方：公猪胆 3 只，藿香 200g，苍耳子 50g。将藿香、苍耳子焙干共研细末，入猪胆汁渗均，晒干研末，装瓶备用。每取 15g，开水送服，每日 2 次。功于通鼻窍，专治鼻渊。

2. 辛菊补中益气汤

方由黄芪、党参、炒白术、当归、陈皮、柴胡、升麻、茯苓、辛夷、白菊花、煅龙骨、桔梗、炙甘草、生姜、大枣组成。以其健脾益气，渗湿化浊之功为治。

验案

孙某，女，43岁。1975年8月14日初诊。

患者以慢性副鼻窦炎（双侧上颌窦、额窦炎症），中、下鼻甲肥大，由耳鼻喉科转中医科治疗。症见涕黏白量多，无臭味，鼻塞较重，无寒热，肢倦神疲，少气懒言，食少腹胀，胸腹痞满，便溏，面色萎黄，舌淡伴印痕，舌苔白微腻，脉濡缓。

证属脾气虚弱，运化失司，湿浊上泛，浸淫鼻之窦窍。治宜健脾益气，渗湿化浊。予辛菊补中益气汤治之。

处方：黄芪15g，党参12g，炒白术12g，当归10g，陈皮6g，柴胡10g，升麻3g，茯苓10g，辛夷6g（包煎），白菊花10g，煅龙骨15g，桔梗10g，炙甘草6g，生姜3片，大枣4枚。水煎服。

8月20日，服药5剂，涕量明显减少，鼻塞减轻，余症若失。加白芷10g，细辛3g，桂枝12g。水煎服。

续服15剂，诸症悉除。予以补中益气丸，佐服奇授藿香汤，以固疗效。

按语：慢性副鼻窦炎伴鼻甲肥大者，凡无寒热及黄稠涕者，均属脾虚湿浊积滞鼻之窦窍，故公以"辛菊补中益气汤"治之，多收卓功，此案即是。方以补中益气汤健脾和胃，升阳益气，俾清阳之气上升，浊阴之气下降，则窦窍之湿浊得解。且方中当归养血通脉，柴胡疏达肝胆之气，则鼻窍络脉得通。药加桔梗乃取其舟楫之用，载药直达窦窍；茯苓乃淡味涌泄为阳之意，则俾浊涕得解；辛夷辛温香散，轻浮上升，以通鼻窍，甘菊轻清，甘凉益阴，二药合用，以防湿浊郁久化热之弊，又佐柴胡疏解上焦之郁火；方加龙骨非收湿之用，公谓："乃取其入肝肾二经，有引逆上之火、泛滥之火归宅之用。"

二诊时加细辛、桂枝、白芷以增其温阳化饮、散寒除湿之功。且桂枝佐茯苓、白术、甘草，乃《金匮要略》之苓桂术甘汤，以除饮阻于中，清阳不升之证。

3. 柴胡苍耳子汤

方由柴胡、黄芩、半夏、党参、苍耳子、白芷、川芎、连翘、金银花、桔梗、辛夷、防风、甘草、生姜、大枣组成。以其调达枢机，清热泻火，通窍解郁之功为治。

验案

赵某，女，16 岁。1976 年 4 月 12 日初诊。

患者感冒 1 周，伴发热、头痛剧烈、鼻塞、微咳，口干口苦，有脓涕出，味臭。X 线片示双上颌窦炎。舌红苔黄腻，脉弦而数。

证属肺热胆火上犯鼻腔而致鼻渊。治宜调达枢机，宣通鼻窍，清热泻火。师柴胡苍耳子汤化裁。

处方：柴胡 30g，黄芩 15g，半夏 10g，党参 10g，苍耳子 12g，白芷 12g，川芎 10g，连翘 30g，金银花 30g，桔梗 10g，辛夷 12g（包煎），防风 10g，甘草 10g，姜、枣各 10g，水煎服。

4月18日，服药5剂后，有脓涕自鼻孔排出，涕出后痛热渐减，再服5剂，无脓涕出，而仍可见白稠涕，上方加野菊花 15g，5剂后，诸候皆平，收效于预期。

按语：鼻渊，为邪聚鼻之窦窍，灼腐肌膜而成。现代医学对本病有急、慢性之分，本案为继发于伤风感冒，肺经蕴热于鼻窍，此即《素问·至真要大论》"甚则入肺，咳而鼻渊"之谓也。枢机不利，致胆火上犯"辛頞"，此即《素问·气厥论》"胆移热于脑，则辛頞鼻渊"之由也。頞者，鼻梁也。辛頞，即鼻梁内有辛辣之感。故本案为肺热胆火上犯于鼻窍而成，公以"柴胡苍耳子汤"治之。方由《伤寒论》之小柴胡汤合《济生方》之苍耳子散易汤而成。小柴胡汤调达枢机，以清胆经之郁火。苍耳子宣通鼻窍，清热解毒，散风止痛；辛夷、辛散以通肺窍；白芷清浊泻热。药加防风，性浮升散，能发散脾家之郁火，搜除脾家之湿邪，则鼻窍之脓涕可除；金银花、连翘、菊花以其清热解毒之用，而除郁热之邪；桔梗舟楫之剂，载诸药上行，以达鼻窍头颠；川芎以其辛香走窜之功，上达头颠窦窍，而活血化瘀，此乃血中之气药，可解窦窍肌膜之瘀滞，以疗头痛。于是诸药合用，肺热胆火得清，鼻窍得通，而收预期之效。

六十、暴盲

丹栀芩连汤

方由牡丹皮、栀子、生地黄、柴胡、黄芩、黄连、黄柏、犀角、知母、山萸肉、枸杞子、白芍、甘草组成。以其清火达郁，清营凉血之功为治。

验案

尉某，女，23岁。1964年8月3日初诊。

患者1周前，因心情抑郁，恚怒存心，遂感右眼视物模糊，当时未在意，继而左眼亦然，遂来院眼科就诊，以中心性视网膜炎，予以西药治疗。因效不显，转中医治疗。症见双目视物模糊，头目眩晕，耳鸣，心烦不寐，口苦咽干，舌红，脉细数。

证属枢机不利，五志化火，郁火上炎。治宜达郁清火，清营凉血。师丹栀芩连汤意化裁。

处方：生地黄20g，柴胡3g，黄芩6g，黄连3g，黄柏6g，犀角3g，栀子15g，知母10g，山萸肉10g，枸杞子15g，白芍 10g，牡丹皮 10g，甘草 6g。水煎服。

8 月 8 日，服药 4 剂，视力渐复，余症好转。上方加女贞子 10g，旱莲草 15g，元参 10g，三七 3g（研冲）。续服。

8 月 20 日，续服 12 剂，视力恢复，眩晕诸候已除，然阅读时间过长，或疲惫时，仍有视物不清之感。嘱其静心养目，为固效复明之续治，予以地黄复明丸。

处方：生地黄 15g，熟地黄 15g，蛤粉 15g，枸杞子 10g，太子参 10g，黄连 10g，夜明砂 10g，天冬 10g，黄芩 10g，知母 10g，牡丹皮 10g，枳壳 10g，车前子 10g，泽泻 10g，石菖蒲 10g，白芍 10g，远志 10g，茯苓 10g，决明子 10g，五味子 10g，石决明 30g，当归 12g。共研细末，蜜丸 10g，朱砂研末为衣。日 3 次，饭前服。

9 月 17 日，用药 2 周，患者欣言相告，阅读时目无不适。嘱其慎之，不可急之，仍予地黄复明丸续服，以善其后。

按语：本病眼外观端好无异常，以其视力急剧下降，西医诊为中心性视网膜炎，属中医"暴盲"范畴。本案患者眩晕，耳鸣，心烦不寐，口苦咽干，情志抑郁，恚怒存心，遂致枢机不利，五志化火，郁火上炎目窍而致暴盲，故公有达郁泻火，清营凉血之治。"丹栀芩连汤"寓《伤寒论》小柴胡汤达郁清火；《千金方》犀角地黄汤清营凉血，可防治眼底因郁火迫血，妄行而出血；《外台秘要》黄连解毒汤泻火清热，以减火势而除心肝之郁火蕴热。故三方化裁,《寿世保元》立生地芩连汤。公谓:"凡暴盲及眼底出血而具阴虚火旺之证者,俱可用之。"地黄复明丸,具滋养肝,理气达郁,疏肝泻火,活血凉血之功,故暴盲诸证皆可用。

六十一、解颅

加味封囟散

加味封囟散，方由柏子仁、天南星、防风、羌活、白芷、猪胆汁组成。以其疏风祛湿，解痉通络之功为治。补肾地黄丸，方由熟地黄、山药、山萸肉、泽泻、茯苓、牡丹皮、鹿茸、牛膝组成。以其培元益肾，益气养血之功为治。

验案

例 1：高某，男，5 个月，莱阳人。1966 年 7 月 16 日初诊。

患儿由儿科转来，确诊为脑积水。症见颅缝开裂，前囟宽大，青脉暴露，头额前突，目无神采，白睛显露，黑睛如落日状，形瘦颈细，指纹清淡，口唇淡红。

证属肾气亏损，气血两虚，而致解颅。治宜培元补肾，益气养血，佐以疏风、温通、利湿、解痉之法。予加味封囟散。

处方：柏子仁 120g，天南星 30g，防风 30g，羌活 30g，白芷 30g。共为细末，每次 60g，以猪胆汁调匀，按颅裂部位，摊纱布包扎。干则润以淡醋，每日 1 换。

7月 24 日，患儿家长欣然陈述，仅敷药 2 料，囟封颅合，诸症若失。嘱其经常捏脊，以冀培补脾肾，强督脉，益脑髓。

例2：韩某，男，2 岁，莱阳县石河头人。7 月中旬就诊。

患儿由儿科转来，确诊为脑积水。视其颅缝开裂，前囟逾期不合，头颅胖大白亮，头皮光急，青脉显露，面色㿠白，形羸色败，白睛显露，目光昏昧，神情呆钝，伴有四肢瘛疭，项强肢厥。病儿继发于春温证，口唇红，指纹紫，脉象弦细。

证属肾虚髓热，虚风内动，而致解颅。治宜益肾清热，养血息风。

方用加味封囟散 1 料，如法外敷。

内服加味补肾地黄丸：熟地黄 45g，山药 24g，山萸肉 30g，泽泻 30g，茯苓 24g，牡丹皮 15g，牛膝 24g，鹿茸 15g，钩藤 24g（先煎），龙骨 30g（先煎），牡蛎 30g（先煎）。共研细末，蜜丸如梧子大，每服 5g，日 3 次。

10月初，患儿家长陈述经治二月余，颅缝闭，囟门合，痉厥止，病臻痊愈。

按语：解颅为缠绵难愈之痼疾，其预后《小儿药证直诀》云："长必少笑……多愁少喜也……此皆难治。"《幼幼集成》云："然人无脑髓，犹树无根，不过千日，则成废人……若成于病后者，尤凶。"《中国医学大辞典》云："患此者，必难养育，即使长大，亦成废人。"均提示预后不良。公治疗此病百余例，治之之法多以培元补肾，益气养血。若脾肾两虚，则宜脾肾双补，益髓扶元；继发于温病，而见虚风内动、水湿阻滞者，佐以渗湿通络，柔肝息风之治。

"补肾地黄丸"，方出《活幼心书》，方以六味地黄丸滋阴益肾，加牛膝补肝肾，益精气，填骨髓，利血脉；鹿茸血肉有情之品，其性温煦而功专补虚，有补督脉，壮元阳，生精髓，强筋骨之效。俾气充血足，肾强髓密，而诸症悉瘳。

"封囟散"，方出《医宗金鉴》，以柏子仁味甘而补，辛平而润，透达心肾，益脾肾，《神农本草经》云其"益气"，《名医别录》谓其"益血"，其功均在于补；防风、南星相伍，即《本草方》之玉真散，意在疏风、胜湿、解痉、平督脉之病厥；白芷芳香透窍，有疏风、温通、利湿、消肿之长；羌活辛平味苦，祛风燥湿，散血解痉，有治"颈项难伸"之能。二药伍防风、南星，则增强利湿消肿，解痉平厥之效，诸药合用，公名之曰"加味封囟散"。

补肾地黄丸补肾益髓，益气养血培其本；加味封囟散养血解痉，利湿消肿治其标。标本兼治，协同奏效。以冀脾肾强，脑髓密，气充血足，痉解络通，囟封颅合，肿消水除。

例1乃新生儿患者，发现早，故仅予加味封囟散而愈之。而例2患儿已两岁，故必内服与外治合用，方可愈病。由此可见，此病的早期发现，及早治疗，是治愈的关键。

例3：姜某，女，5个月，莱西人。1982年4月15日初诊。

患者2个月前，因不规则发热于当地医院住院治疗。婴儿头颅增大，颅缝裂开，双目呈落日状，时肢体痉挛抽搐，面赤唇红，小便短赤，大便干秘，指纹风关赤。

证属火热之邪，上犯清窍而发解颅。予加味封囟散治之。

处方：柏子仁120g，防风12g，白蔹100g，羌活100g。研细末，分4次，猪胆汁调糊外敷患处，每3日1换。

内服：牛角尖细末，日3次，每次1g。

4月29日复诊，药后已无抽搐之症，白眼翻轻，精神振奋，颅骨后合，唯前囟颅裂。原方加量。

5月20日复诊，只有头右角未合。守方续敷。

10月20日，其母抱女来诊，欣然语云："女儿会站立，能言语。"查囟门闭合，五官、形体、神采如正常小儿。嘱服六味地黄丸及牛角方，以善其后。

按语：此案乃外感时邪，火热之气壅遏，上攻于脑，而致解颅；热移下焦膀胱，而见小便短赤；传导失司，故大便干秘。故予"加味封囟散"外敷。因白芷、南星辛温，于热证不利，故去之。因白蔹苦辛微寒，长于散热结，疏滞邪，俾湿热之邪疏散，故予之，以增利湿消肿之功。内服牛角尖以代犀角，泻肝火，清心肺，制惊定搐。待其病愈，嘱服六味地黄丸，乃养肝肾，益脾肺，健脾密髓之治。

六十二、惊风

牛黄宁神息惊散

方由牛黄、羚羊角、犀牛角、琥珀、朱砂、全蝎、蝉蜕、茯苓、茯神、胆星、党参、天竺黄、节菖蒲、远志、郁金、神曲组成。以其滋肾益阴，柔肝息风之功为治。

验案

张某，男，4岁，栖霞寺口人。1982年6月4日初诊。

患者头围58cm，未见颅裂痕迹，形神疲惫，面色萎黄，四肢不温，行动时站立不稳，出现头重脚轻之象，时有烦躁发惊，夜间惊恐，睡眠尚可，醒后则哭闹不休。舌质淡苔白，脉沉弱。

证属禀赋不足，脾阳不振，土虚木亢而致慢惊风。治宜温运脾阳，扶土抑木，佐以滋肾填阴，柔肝息风。师牛黄宁神息惊散化裁。

处方：琥珀12g，朱砂6g，羚羊角6g，牛黄2g，全蝎10g，党参10g，茯苓10g，茯神10g，节菖蒲10g，郁金10g，远志 10g，犀角尖 20g，胆星 6g，天竺黄 10g，神曲 10g。上药共研细末分 20 份，每次 1 份，每日 3 次，饭前服。

7 月 20 日，家人代诉：患儿精神睡眠均好转，有时走路仍有头重脚轻之状，活动时有时跌倒。调方如下：

天竺黄 8g，节菖蒲 10g，郁金 10g，全蝎 10g，蝉衣 12g，茯苓 10g，胆星 10g，朱砂 6g，磁石 12g，琥珀 10g，鹿茸 3g，羚羊粉 5g。共为细末，每次 2g，每日 2 次。

10 月 21 日，家人欣然相告：经治疗 5 个月，诸症悉除，无惊厥，可行走。

按语：本案患儿之慢惊风，盖因禀赋不足，肾元虚衰，土虚木亢所致。故公有"牛黄宁神息惊散"之施。实则乃以《沈氏尊生书》之"琥珀定志丸"加味治之。方中琥珀镇静安神，止搐定痫；茯神、茯苓与琥珀同为松之余气所结，均适用于惊悸搐搦之症，然茯苓、茯神入气，偏补而益气健脾，琥珀入血，偏泻而通络解痉，三药共为主药。辅以党参以健脾益气；朱砂、菖蒲、远志助琥珀以宁心神；南星佐茯苓以豁痰开窍。故诸药合用，以成温运脾阳，扶土抑木，定搐止惊之效。药加磁石伍朱砂，乃《千金方》之"磁朱丸"，乃重镇安神之伍。方加鹿茸、羚羊角、犀角、全蝎、蝉衣、牛黄诸药，以成益肾荣督、平肝息风、止搐止痉之功。故守方治疗，收效于预期。

因羚羊、犀牛属珍稀动物，严禁捕杀，今可以山羊角、水牛角代之。

六十三、喉蛾

金果清咽抑火汤

方由青果、金银花、连翘、黄芩、桔梗、防风、栀子、芒硝、牛蒡子、元参、酒军、薄荷、甘草组成。以其疏风清热，解毒利咽之功为治。

验案

谭某，男，13 岁。1972 年 2 月 27 日初诊。

患者自昨日上午发咽痛，发冷发热，耳鼻喉科诊为急性扁桃体炎。因家人不想西医治疗，故转中医科诊治。查：喉核红肿，连及周围咽部，并见微寒发热，胸中烦热，咽干，寒热咳嗽，舌质红，苔薄白微黄，脉浮数。

证属风热外袭，肺经积热而致喉蛾。治宜疏风清热，解毒利咽。师金果清咽抑火汤治之。

处方：青果 10g，金银花 20g，连翘 10g，黄芩 6g，桔梗 6g，防风 6g，栀子 6g，芒硝 2g，牛蒡子 6g，元参 6g，酒军 3g，薄荷 3g，甘草 3g。水煎服。

3月13日，服药5剂，喉核肿痛悉减，余症已除。予原方加射干6g，浙贝母3g，金果榄6g，继服。

3月19日，续服5剂，诸症悉除，喉核略大，无红肿，唯时有咽干，故予以金果清咽抑火汤作散剂服，以固疗效。

处方：青果10g，连翘15g，黄芩10g，栀子10g，防风10g，朴硝10g，黄连10g，知母10g，元参10g，牛蒡子10g，大黄10g，桔梗20g，薄荷10g，甘草10g。共为细末，每次15g，白水温服，每日3次。

按语：《素问·至真要大论》云："少阴司天，热淫所胜，怫热至，火行其政。民病胸中烦热，嗌干，右胠痛，皮肤痛，寒热咳喘。"大凡少阴司天之年，"少阴所至为暄""为火府""为热生"，即"少阴司天为热化"。《素问·五常政大论》云："少阴司天，热气下临，肺气上从……大暑流行，甚则疮疡燔灼。"1972年，该年为木运太过之年，风气大行，故风热之邪外侵，致肺经积热，而致喉蛾。《素问·至真要大论》云"少阴之胜，治以辛寒，佐以苦咸，以甘泻之。"故本案公有疏风清热，解毒利咽之治。方中青果以其清肺利咽，消肿解毒之功，任为主药；清咽利膈汤（金银花、连翘、黄芩、甘草、桔梗、荆芥、防风、栀子、薄荷、黄连、牛蒡子、元参、大黄、朴硝），方出明·陈实功《外科正宗》，为治因积热所致之乳蛾、喉痹、喉痛、重舌、木舌诸病而设方。早于该书问世之《寿世保元》，内有清咽抑火汤（连翘、黄芩、黄柏、栀子、防风、朴硝、黄连、知母、元参、牛蒡子、大黄、桔梗、薄荷、甘草），公师二方之意，而立"金果清咽抑火汤"，乃为风热外袭，咽喉肿痛初起之用方。经治喉核红肿消退，故予以此方制成散剂，以固疗效。

六十四、喉喑

通喑煎

方由川贝母、核桃仁、款冬花、蜂蜜组成。以其滋养肺肾，降火清喑之功为治。

验案

孙某，女，6岁。1963年5月16日初诊。

患儿素体禀赋不足，1周前，因上呼吸道感染而发热咳嗽、咽痛、声音嘶哑，予西药治疗，发热咳嗽诸候愈，唯喑哑之症未除。症见声嘶日久，咽喉干燥、微痛，喉痒，干咳，痰少，心烦。查：咽喉黏膜干燥暗红，舌红少苔，脉细数，风关指纹赤。

证属肺肾阴虚，火郁咽喉。宜滋养肺肾，降火清喑。予通喑煎。

处方：川贝12g，核桃仁6个，款冬花10g。共研细末，入蜂蜜60g，放碗内蒸熟，分4次开水冲服，早晚各1次。

经治2日，诸症豁然，续用1周，病告痊愈。为固疗效，予以《伤寒论》猪肤汤调之。

处方：猪肤 500g，以水 500mL，煮取 250mL，去滓，入白蜜 30g，米粉 50g，熬煮，和令相得，温分之服。

按语：喑，病证名，为瘖的异体字。因喉部疾患而致声音不扬，甚则嘶哑失音者，故称喉喑。对此病历代医籍皆有记述。《素问·至真要大论》有"少阴之复，燠热内作，烦躁……暴喑"的记载；《灵枢·忧恚无言》篇有"人之卒然忧恚而言无音者，何道之塞"之问，答案是："人卒然无音者，寒气客于厌，则厌不能发，发不能下至，其开阖不致，故无音。"《诸病源候论》仍宗此说："风寒客于会厌之间，故卒然无音。"此皆"风寒致喑"说。宋代《太平圣惠方》云："若风邪热毒，在于脾肺，则阴阳不和，气道否涩。上焦壅塞，风热之气上冲咽喉，攻于会厌，故令肿痛，语声不出也。"金代刘完素也认为"暴喑，属于火"，张子和也认为暴喑为"热气所致"，此皆为"风热致喑"说。至明代楼英在《医学纲目》中，将中风舌不转之症，称为舌喑；劳嗽失音者，称为喉喑。故风寒外袭和风热犯肺成为喉喑之两大病因病机。大凡病邪急者称急喉喑；因肺脾肾虚损致喉厌受损而声音不出者为慢喉喑。

此案之小儿素体禀赋不足，肺肾气虚，抗病力弱，复因外感，因嗽致喉喑，故公有"通喑煎"之用。方中川贝母苦泄甘润，微寒清热，能润肺止咳化痰，又能清泄胸中郁结之火气，清利咽喉，而开喉喑之症；核桃仁甘润，功于补肾敛肺，润喉通喑；款冬花利咽快膈，为润肺止咳之良药，不论外感内伤，寒热虚实，皆可用之；蜂蜜甘平，入肺、脾、大肠经，功于健脾滋肺润肠之功，故有润喉之用。四药成煎，则以养阴清热，利喉清音之功，而愈喉喑。本方不论急、慢之喉喑皆可用之。

《伤寒论》之"猪肤汤"，乃医圣张仲景为少阴病阴虚咽痛而设方。公用之为愈后之调，方中取猪肤润肺肾之燥，解虚烦之热；白粉、白蜜补脾润肺生津。三药合用以其清咽润喉之功，而防喉喑再发。